차크라 힐링 핸드북

The Chakra-Handbook: from basic understanding to practical application

Copyright © by Schneelöwe Verlagsberatung & Verlag
all rights reserved.

Korean translation copyright © 2008 by Sri Krishnadass Ashram
Published by arrangement with Schneelöwe Verlagsberatung & Verlag,
D-87648 Aitrang, Germany.

이 책의 한국어판 저작권은 Schneelöwe Verlagsberatung & Verlag와의
독점 계약으로 슈리 크리슈나다스 아쉬람에 있습니다.
저작권법에 의하여 한국 내에서 보호를 받는 저작물이므로
무단 전재와 무단 복제를 금합니다.

차크라에 관한 기초 이해와 실제 적용을 위한 안내서

차크라 힐링 핸드북

샤릴라 샤라먼, 보도 J. 베진스키 지음 | 최여원 옮김

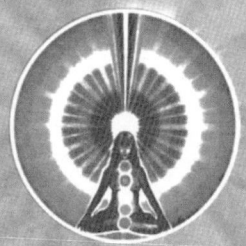

슈리 크리슈나다스 아쉬람

목차

머리말 ~ 8
에너지의 구조와 미묘한 몸들 ~ 13
   에테르의 몸 ~ 17
   아스트랄의 몸 ~ 21
   마음의 몸 ~ 26
   영혼의 몸 ~ 28
차크라의 기능과 목적 ~ 31
차크라의 가르침에 비추어 본 인간의 발달 주기 ~ 43
차크라의 방해물은 어떻게 발달하는가 ~ 52
   방해물 없애기 ~ 64
어느 차크라가 차단되었는가를 아는 방법 ~ 77
성적 욕구와 차크라 ~ 91

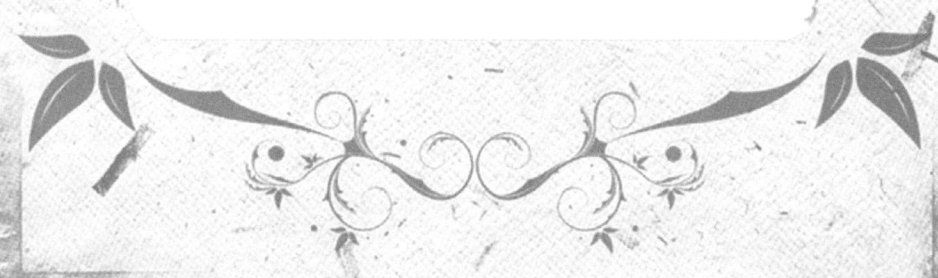

첫 번째 차크라 ∼ 101

두 번째 차크라 ∼ 115

세 번째 차크라 ∼ 127

네 번째 차크라 ∼ 141

다섯 번째 차크라 ∼ 157

여섯 번째 차크라 ∼ 171

일곱 번째 차크라 ∼ 185

점성학적인 관련 사항 이해하기 ∼ 196

차크라를 정화·활성화시킬 수 있는 방법들 ∼ 198

    자연 경험하기 ∼ 202

    소리 요법 ∼ 203

    색채 요법 ∼ 213

    차크라 색채 명상 ∼ 221

    보석 요법 ∼ 226

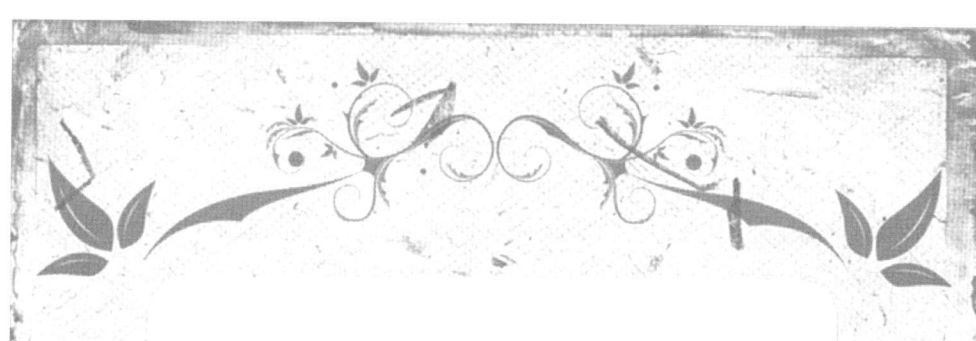

아로마 요법 ~ 232

요가 형태들 ~ 238

차크라 호흡 ~ 239

차크라 반사 지역 마사지 ~ 243

차단된 에너지를 풀기 위한 물리적 몸의 수련들 ~ 249

우주의 생명 에너지 전송하기 ~ 253

차크라를 통한 내면의 여행 ~ 260

주석 ~ 272

부록 ~ 275

집필을 마치며 드리는 감사의 말 ~ 286

차크라에 관한 오디오와 CD ~ 288

차크라에 관한 서적 목록 ~ 289

머리말

거의 모든 사람들은 생애의 한 시점에서 스스로에게 "나는 누구인가?", "어떤 힘이 나를 움직이고 있는가?", "나의 내면의 가장 깊은 곳에 감추어진 잠재력은 무엇인가?", 그리고 "나의 행복을 위해서 나의 모든 잠재력과 창의력을 어떻게 실현시킬 것인가?"라는 질문을 던지게 된다.

우리는 인간의 에너지 센터로 알려진 '차크라'가 여기에 대한 가장 명확한 답을 줄 것으로 믿는다. 우리는 차크라의 목적과 기능 모두를 이해하기 위한 배움의 과정에서, 인간은 완벽할 수 있는 잠재력을 가지고 있으며, 그 잠재력은 너무나 크고 고귀하여 우리가 할 수 있는 일은 오직 이 경이로운 창조의 기적 속에 그냥 서 있을 수밖에 없다는 것을 깨닫게 되었다.

이 책의 목적은 인간에게 내재된 이 잠재력을 인식하고 실현하도록 돕기 위한 것이다.

차크라를 효과적으로 작용시키기 위해서 천리안이나 어떤 다른 능력을 가질 필요는 없다. 미묘한 몸의 단계에 이르면 당신의 감수성은 현저하게 증가할 것이며, 또한 지식과 경험들이 통합되어, 조화로운 전체가 되어 가는 것을 알게 될 것이다.

차크라는 신비스럽게 포장되어 입문자들에 의해서 한 세대에서 다음 세대로 안전하게 전수되어 왔다. 이는 차크라를 활성화시키고 조화시키는 것이 너무나 쉬워, 사람들이 차크라 센터들의 고유한 가치를 과소 평가하는 것을 막기 위한 것이었다. 오늘날 우리들 중 많은 이가 이 소중한 지식들을 알고 이해할 수 있는 것은 최근의 진보된 사고 때문일 것이다.

이 책은 차크라 자체와 차크라를 활성화시키는 방법에 대해 설명하는 것 외에, 에너지 센터인 차크라를 조화시키기 위해 쉽게 익힐 수 있는 여러 가지 수련 기술들을 제공하고 있다. 그 기술들은 점성학에서 빌려 온 것으로, 장애물을 제거하고 차크라를 부드럽게 되살리기 위한 것이다. 그 중 어떤 수련 기술을 선택하는가는 그렇게 중요하지 않다. 중요한 것은 수련 기술 중 하나를 시작하는 것이다. 그것은 지금 이 생애에서 당신의 충족감이 위기에 처해 있기 때문이다.

우리는 서로 얽혀 짜인 차크라 센터들의 관계를 알아 가면서 그리고 이들을 좀 더 명확하게 표현하려는 과정에서 삶의 법칙들에 대해 많은 사랑과 존경을 느끼게 되었다. 당신 또한 이 책을 읽고, 그리고 설명된 치유 방법들을 수련하면서 우리와 같은 느낌을 갖기 바란다.

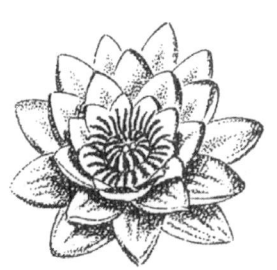

에너지의 구조와 미묘한 몸들

　대부분의 사람들은 물질적 세계와 물리적 몸만이 감각으로 이해할 수 있고 합리적 정신으로 파악할 수 있는 실재라고 여긴다. 그러나 인간의 민감한 눈은 물리적 몸의 안팎에서 다양한 에너지의 구조와 움직임, 형태와 색을 감지할 수 있다.

　당신이 물리적 몸을 현실로 받아들이는 사람이라면, 몸이 죽을 때, 물리적인 몸에 생명을 부여하고 감각을 제공하는 생명의 힘과 에너지에 어떤 변화가 생기는가를 생각해 보라. 에너지인 물리적 형태의 법칙은 우주에서 결코 사라지지 않으며, 단지 변환할 뿐이다. 몸의 물리적인 외양에는 모든 기능과 성능이 표현되는데, 이러한 물리적 몸의 이면에 작용하고 있는 힘은 복잡한 에너지의 체계로 되어 있다. 이 에너지의 체계 없이 물리적 몸은 존재할 수가 없다. 이 에너지의 체계는 세 가지로 이루어져 있다.

1. 미묘한 몸인 에너지의 몸
2. 차크라인 에너지 센터
3. 나디인 에너지의 통로

    이 체계에서, 나디(nadi)는 미묘한 동맥들의 조직망을 말한다. 나디(nade-eye라고 발음된다.)라는 용어는 산스크리트로 파이프, 도관 또는 혈관을 뜻한다. 나디의 기능은 프라나(prana) 즉 생명의 에너지를 인간의 미묘한 에너지 체계 전체에 전달하는 것이다.
    산스크리트인 프라나는 '절대적 에너지'라고 번역할 수 있다. 중국이나 일본에서는 이 우주적 생명의 에너지를 '치(chi)', '기(ki)' 혹은 '키(qi)'라고 부른다. 그것은 모든 에너지의 가장 중요한 근원을 의미하는 것으로 통상 나디로 표현된다. 공기로 프라나를 들이쉬는 여러 방법 중 하나가 호흡이다.
    모든 생명체의 의식 수준은 그 생명체가 저장하기도 하고 흡수하기도 하는 프라나의 진동수에 의해 결정된다. 동물들은 인간보다 낮은 진동수를 가지고 있으며, 좀 더 진보된 사람은 이제 발달을 시작하는 사람보다 높은 진동수를 가지고 있다.
    몸의 에너지 통로인 나디는 차크라를 통하여 인접한 다른 나디와 연결되어 있다. 고대 인도와 티베트의 문헌을 보면, 우리 몸에는 72,000개의 나디가 있다고 한다. 또 다른 고대의 문헌은 350,000개의 나디를 말하기도 한다. 이 에너지 통로 중 가장 중요한 것은 수슘나(sushumna), 이다(ida) 그리고 핑갈라(pingala)이다. 그것들에 대해

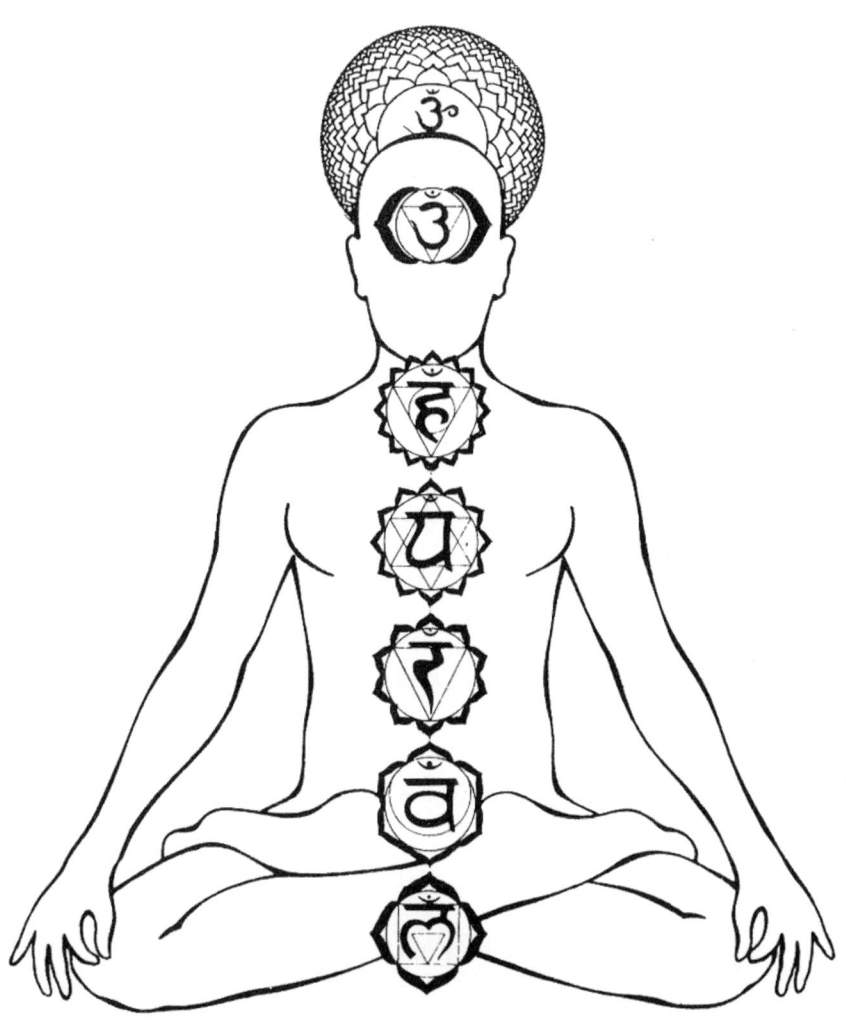

서는 이후의 장에서 자세하게 다룰 것이다. 중국과 일본도 유사한 에너지 체계를 가지고 있는데, 그들은 그것을 경락(메리디언: meridian)이라고 부른다. 침술은 경락의 지식을 바탕으로 하고 있다.

한편, 차크라는 다양한 형태의 프라나를 받아들이고, 변환시키고, 분배하는 역할을 한다. 차크라는 나디를 통해서 인간의 미묘한 에너지 몸과 우리를 둘러싼 환경, 우주 그리고 모든 현상계로부터 생명의 에너지를 빨아들여, 이 생명의 에너지를 우리의 물리적인 몸 또는 미묘한 몸의 여러 부분에서 필요로 하는 진동수로 변환시킨다. 그리고 그 에너지들을 우리 주변에 내보내기도 한다.

이 에너지의 체계에 의해 인간은 환경, 우주, 창조의 다양한 수준의 힘들과 상호 작용하면서 끊임없는 교류를 하고 있는 것이다.

차크라가 에너지의 몸과 밀접한 상호 작용을 하므로, 에너지 몸들의 여러 특징들과 기능들을 이 장에서 다루려 한다. 일곱 개의 차크라는 7개의 장에 구체적으로 기술되어 있다. 각 장마다 하나씩의 차크라가 다루어진다.

일반적으로, 4가지의 에너지 몸이 있다고 한다.

1. 에테르의 몸
2. 정서의 몸 혹은 아스트랄의 몸
3. 마음의 몸
4. 영혼의 몸 혹은 원인의 몸

각각의 몸들은 그것 자체의 고유한 진동수를 가지고 있다. 인간의 물리적 몸과 가장 가까운 에테르의 몸은 가장 낮은 진동수를 가지고 있다. 아스트랄의 몸과 마음의 몸은 그보다 높은 진동수를 가지고 있으며, 영혼의 몸은 가장 높은 진동수를 가지고 있다.

네 가지 몸들은 각 진동수 범위 내에서 춤추는 에너지와 같으며, 인간이 진보할수록 각 몸의 진동수는 따라 올라간다. 그리고 그 각각의 몸은 그것들의 진동 수준에 따른 의식을 운반하는 운반자이다. 각 몸의 진동수가 올라가면, 인간에게 높은 형태의 생명 에너지, 감각 그리고 지각이 제공된다.

다양한 에너지 몸들은 서로 분리되어 있지 않다. 그것들은 각각의 진동수 범위 안에서 계속 진동하면서 서로에게 퍼져 있으며, 그것들을 볼 수 있는 능력을 가진 사람이 만약 그의 시야를 특정한 공간에 맞춘다면, 각 에너지 몸의 다른 점을 구별할 수도 있을 것이다. 만약 그가 아스트랄의 몸을 보고자 한다면, 그는 그의 시야를 아스트랄의 몸 영역에 맞추면 된다. 만약 마음의 몸을 보고자 한다면, 시야를 마음의 몸 영역에 맞추면 된다. 다른 영역도 역시 마찬가지이다.

에테르의 몸

에테르의 몸은 형태와 크기가 물리적 몸과 유사하기 때문에 가끔 '에테르의 쌍둥이' 또는 '내면의 물리적 몸'으로 불리기도 한다. 에테

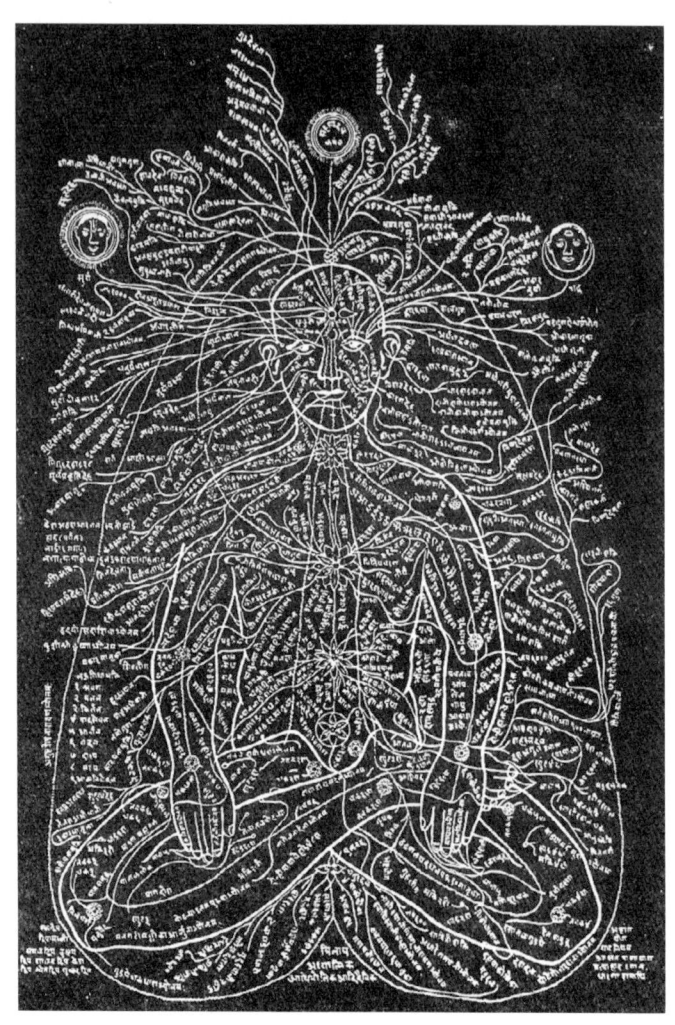

이 그림은 티베트에서 전해 오는 차크라와 나디에 관한 오래된 그림이다. 우리는 여기서 일곱 개의 중심 차크라뿐만 아니라 복잡하게 얽힌 나디와 같은 미묘한 에너지 통로인 많은 보조 차크라를 볼 수 있다. 몇몇 책에는 우주적 에너지를 운반하는 나디가 350,000개나 된다고 한다. 이들 나디는 주요 차크라와 보조 차크라를 차례로 상응시켜 14개의 주요 통로를 결합시킨다.

르의 몸은 물리적 몸, 생명력, 삶의 창조적 에너지 그리고 모든 물리적 감각을 형성하는 힘들을 운반한다.

에테르의 몸은 매 환생과 더불어 새롭게 만들어지며, 물리적 몸이 죽은 지 3일 혹은 5일 만에 소멸된다.

에테르의 몸은 태양신경총 차크라를 통하여 태양으로부터, 그리고 뿌리 차크라를 통하여 대지로부터 생명의 에너지를 가져온다. 에테르의 몸은 이 에너지들을 저장하여 차크라와 나디들을 통해 연속적으로 물리적 몸에 에너지를 공급한다. 이 두 형태의 에너지 즉 태양신경총 차크라와 뿌리 차크라를 통해 몸에 들어온 에너지는 몸의 세포에 생명의 균형을 유지하도록 한다. 유기체에 에너지의 부족이 해소되면 에테르의 몸은 차크라와 피부의 작은 구멍을 통해 그 잉여 에너지를 몸 밖으로 방사한다. 이 잉여 에너지는 약 2인치 길이의 흐름의 형태로서 피부의 구멍을 통하여 방사되며, 숙련자들이 대개 오라(aura)의 일부분으로 보게 되는 에테르의 몸을 형성한다. 이 방사되는 잉여 에너지는 마치 보호막처럼 우리의 물리적 몸을 감싸고 있다. 이것은 외부의 세균이나 유해 물질이 우리 몸에 들어오는 것을 막는 동시에 그 주변에 일정한 흐름의 생명 에너지를 방사하는 것이다.

이 자연적인 보호 기능을 볼 때, 인간은 기본적으로 외부의 원인으로 병에 걸리지 않는다는 것을 알 수 있다. 질병의 원인은 항상 내부에 있다. 몸이 자연스럽게 요구하는 것이 아닌 부정적인 생각이나 감정 그리고 생활 방식(스트레스, 나쁜 식생활, 음주, 니코틴 그리고 약물 등등)은 에테르의 몸이 가지고 있는 생명의 힘을 소모시키고, 방사되는 에너지의 강도와 밀도를 감소시킨다. 이럴 경우 오라는 약하게 형성되고, 방사되는 에너지는 직선이 아니라 휘어지거나 서로 얽히고 불규칙하게 된다. 이때 숙련자는 그런 오라에서 외부의 박테리아가 몸에 침입할 수 있는 부정적인 진동이나 구멍 혹은 균열을 보게 된다. 동시에 미세한 덮개인 오라 안에 있는 생명의 에너지가 이 상처들을 통해 몸 밖으로 새어 나갈 수 있다. 물리적 몸과 에테르의 몸이 이러한 관계에 있기 때문에, 에너지 방사로 형성된 이 오라를 종종 '건강 오라'라 부른다. 그러므로 질병은 물리적 몸에서 확인되기 전에 이미 오라에 나타나게 된다. 우리의 질병은 이 단계에서 발견되고 치료될 수 있다. 이는 키를리언(Kirlian) 사진이라는 방법으로 가능해졌는데, 이것은 생명체에 내재된 에너지의 방사를 사진으로 나타내는 것이다. 이 발명품으로 인하여 아주 정확한 진단이 가능하게 되었으며, 이는 질병이 잠재적 단계에 있더라도 찾아질 수 있다는 것을 뜻한다.

에테르의 몸과 물리적 몸은 모두 자극의 흐름이라고 할 수 있는 마음의 몸으로부터 나오는 사고에 강하게 반응한다. 이는 긍정적 사고가 건강에 좋은 영향을 미치는 이유이기도 하다. 특정한 방법으로 긍정적 제안을 함으로써 몸의 건강을 쉽게 증진시킬 수 있다.

에테르의 몸의 또 다른 중요한 기능은 더 높은 단계인 에너지의 몸과 물리적 몸 사이의 중재자 역할이다. 에테르의 몸은 물리적 몸의 감각에서 얻어진 정보를 에너지의 몸에 전달해 주고, 동시에 이들 에너지의 몸의 정보를 물리적 몸에 전달해 준다. 만약 에테르의 몸이 약해지면, 전달되는 에너지와 정보는 손상될 것이며, 그럴 경우 사람은 감정적으로나 정신적으로 평소와 다르게 보일 것이다. 에테르의 몸을 조화롭게 하고 재충전하기 위한 여러 가지 치유 기술이 이 책의 후반부에 기술되어 있다.

이러한 의미에서, 에테르의 몸에서 방사되는 에너지와 유사한 에너지를 방사하는 식물 ― 특히 꽃과 나무 ― 을 보면 매우 흥미롭다. 당신은 이 방사되는 식물의 에너지를 이용하여 새로운 에너지를 당신만의 오라로 가져올 수 있다. 이 에너지는 에테르 오일에도 포함되어 있는데, 이는 이 책의 뒷부분에 기술되어 있다. 또한 당신은 식물의 에너지와 직접 연결 상태에 들어갈 수도 있다. 좋아하는 나무에 등을 기대고 앉거나 몸 전체가 나무와 접촉하도록 나무 전체를 감싸 안는다. 그리고 그냥 나무의 에너지와 조화로운 힘이 당신에게 들어오도록 한다. 또한 향기로운 꽃밭에 누워 꽃의 부드러운 진동이 당신을 감싸고 퍼지도록 한다. 가까이 있는 화분의 꽃이나 꺾은 꽃조차도 그 새롭고 조화로운 에너지를 당신에게 줄 수 있다. 식물은 당신의 사랑이나 마음에 반응하여 더 많은 에너지를 방사하는데, 이는 이런 식으로 인간을 돕는 것이 그들의 기능 중의 하나이기 때문이다.

아스트랄의 몸

정서의 몸이라고도 알려져 있는 아스트랄의 몸은 느낌, 감정 그리고 성격적 특질들을 나타낸다. 그것은 물리적 몸과 거의 같은 공간을 차지한다. 수련이 대체로 되지 않은 사람은 아스트랄의 몸의 윤곽이 좀체 나타나지 않으며, 그 모양은 구름과 같은 물질이 여러 방향으로 불규칙하게 움직이는 것과 같다. 좀 더 수련이 된 사람의 경우 감정, 성향 그리고 성격적 특질과 관련이 되어 더 밝고 분명한 아스트랄의 몸이 나타난다. 이 경우 숙련자는 그 사람에게서 물리적 몸의 형태에 완전하게 부합된 분명한 윤곽을 볼 수 있다.

아스트랄의 몸의 오라는 타원 형태이며 사람의 주변으로 몇 미터 이상 뻗을 수 있다. 정서의 모든 변화는 아스트랄의 몸에서 오라로 방사된다. 이 오라는 주로 차크라를 통하여 일어나며 작은 부분은 털구멍을 통해 일어난다. 정서의 오라는 끊임없이 움직인다. 이는 근원적이어서 상대적으로 변화가 적어 보이는 성격적 특질 그리고 오라의 기본적 색 외에 모든 일시적인 느낌과 스쳐 지나가는 감정들을 반영한다.

그러므로 아스트랄의 몸은 빛나는 색조를 띤 형용할 수 없는 색의 끊임없는 움직임으로 되어 있다. 두려움, 노여움, 좌절 또는 걱정과 같은 감정들은 어두운 구름처럼 오라에 나타나는 반면, 사랑, 헌신 그리고 기쁨에 대해 자신의 의식을 열면 열수록 더욱 밝고 투명한 정서적 오라가 빛나게 된다.

다른 어떤 미묘한 몸들도 아스트랄의 몸만큼 현실과 세상에 대한 사람들의 시각을 뚜렷이 나타내지 못한다. 아스트랄의 몸은 우리의 모든 해결되지 않은 감정, 의식적이거나 무의식적인 두려움과 공격성, 그뿐 아니라 외롭고 거부당한 느낌 그리고 자신감의 결여 등을 저장하고 있다. 이들은 정서의 오라를 통하여 그들의 진동을 내보내며 무의식 중에 외부에 메시지를 전달한다. 이 때 상호 인력(mutual attraction)이라는 원리가 작용하게 된다. 우리가 내보낸 진동은 환경으로부터 같은 진동을 끌어당겨 그들과 결합한다. 이것은 우리가 의식적으로 회피하거나 제거하기를 원하는 혹은 두려워하는 것들을 거울처럼 반영해 주는 사람들이나 상황에 빈번하게 직면한다는 것을 의미한다. 이렇게 우리 주위의 환경은 우리의 의식에서부터 잠재의식 사이에 있는 모든 차단된 요소들을 비추어 주는 거울이 된다. 그러나 아스트랄의 몸 속에 남아 있는 해결되지 않은 감정들은 계속 살아 있으려 하며, 가능하면 더 커지려 한다. 그러므로 해결되지 않은 감정들은 그 근원인 감정의 핵을 반복적으로 진동시켜 계속적으로 우리를 해결되지 않은 상황 속으로 끌어들인다. 왜냐하면 그 진동들은 그 자체가 스스로의 영양분이 되기 때문이다.

  어떤 사람이 해결되지 않은 두려움을 가지고 있다면, 그는 이 두려움을 반영하는 상황을 이끌어 내게 된다. 예를 들어, 어떤 이가 공격성을 가지고 있다면, 그는 분노와 공격성으로 사는 사람들을 끊임없이 만나게 된다. 일례로, 우리가 근원적인 공격성을 해결하지 않은 상태에서 이젠 더 이상 불평하지 않겠다고 결심한다 하더라도, 결국은 주변의 누군가가 우리에게 불평의 소리를 지를 상황이 올 가능성이 높다.

  마음의 몸이 가지는 의식적인 생각이나 지적인 목표들은 그것만의 법칙을 따르고 있는 아스트랄의 몸에 거의 영향을 미치지 못한다. 그것은 외부로 나타나는 행동을 지시할 수 있으나 잠재의식의 형태들을 능가할 수는 없다. 그러므로 의식적으로 사랑과 성공을 갈구하지만 여전히 무의식적으로 상반되는 질투의 진동수를 방사하게 되며, 자신감이 결여된 사람은 자신이 의식적으로 추구하는 목표를 스스로 제한하게 된다.

아스트랄의 몸은 물리적 몸의 죽음 뒤에도 남아 다음 생에 새로운 물리적 몸과 결합하기 때문에, 감정적 문제들이 해결되지 않으면 그것들은 다음 생에도 계속하여 나타난다. 또한 아스트랄의 몸에 남아 있는 해결되지 않은 경험들은 새로운 다음 생의 조건에 크게 영향을 미친다.

이러한 것들을 충분히 이해하고 나면, 우리가 환경이나 타인을 탓하는 것은 실은 우리의 나약함이나 비참함에 그 원인이 있으므로, 우리 자신을 환경이나 타인의 '희생자'로 보는 것을 멈출 수밖에 없다. 이 깨달음은 우리의 운명은 전적으로 우리 자신의 손에 달려 있으며, 자신을 변화시켜서 생활을 변화시킬 수 있다는 점에서 그 자체로 자기 해방의 큰 척도가 된다.

아스트랄의 몸의 '감정의 매듭'의 대부분은 태양신경총 차크라에 위치하고 있다. 우리가 감정에 대해서 직접적으로 반응하는 것은 태양신경총 차크라를 통해서이다. 그렇지만 우리가 감정의 패턴을 의식하고 합리적으로 깨닫기를 바란다면, 아스트랄의 몸의 가장 높은 표현 형태인, 제3의 눈(이마) 차크라의 직관을 이용하여 태양신경총 차크라의 내용으로 들어가야 한다. 그러나 이것조차도 진정한 해방을 가져오지는 못한다. 행동에 따르는 감정의 패턴들은 지혜와 사랑 그리고 우리의 더 높은 참나(Higher Self)인 신을 표현하는 아스트랄의 몸을 통하여 해결될 수 있다. 아스트랄의 몸의 전체적이고 보편적인 특성은 우리가 특정한 내면의 관계를 인식하도록 도와 주는 것이다. 아스트랄의 몸과의 연결은 가슴 차크라와 왕관 차크라를 통하여 이루어진다. '더 높은 참나'는 비난을 하지 않으며 어떤 경험들을 '좋다' 또는 '나쁘다'라고 판단하지도 않는다. 그것은 우리로 하여금 감정과 행위가 신성한 근원으로부터 멀어지면 그로 인해 고통을 겪는다는 것을 이해하도록 가르치며, 자연의 균형이라는 우주적 법칙을 파악하고 알도록 한다. 우리가 스스로를 '희생자'로 경험하게 만드는 현생에서, 우리는 종종 전생들에서는 가해자였음을 알아야 한다.

차크라 요법에서는 아스트랄의 몸의 경험과 내용을 받아들여, 저절로 일어나는 생각과 감각을 조금이라도 판단하거나 부정하지 않고 관찰하는 내적 태도가 아주 중요하다. 이런 방법으로 우리의 더욱 높은 참나는 '통제력'을 갖추고 가장 높은 에너지 몸인 영혼의 에너지가 우리의 존재 전체에 흘러 들어오도록 할 수 있다.

영혼의 몸의 진동이 아스트랄의 몸과 결합하고 그것에 스며들 때, 아스트랄의 몸은 더욱 빠르게 진동하며, 저장되어 있는 낮은 진동수의 부정적 경험들을 지우게 된다. 따라서 우리는 부정적 경험들의 감정을 없애게 되어 자신과 타인을 용서할 수 있게 되는 것이다.

이렇듯 굳어 있는 부정적 감정 패턴이 해결될수록 아스트랄의 몸은 사랑과 조건 없는 기쁨에서 오는 깊은 정서의 오라를 방사하게 된다. 이때 정서의 오라는 가장 뚜렷하고 투명한 색으로 빛나며, 그것이 주위에 보내는 메시지는 사랑과 행복을 끌어 모으게 한다. 소망하는 모든 것을 이루게 하는 거의 기적적인 능력은 완벽하게 조성된 아스트랄의 몸이 가장 높은 진동수로 진동할 때 오는 자연적인 결과이다.

마음의 몸

우리의 생각, 사고 방식 그리고 합리적이거나 직관적인 지각은 모두 마음의 몸에서 생겨난다. 마음의 몸의 진동수는 에테르의 몸과 아스트랄의 몸보다 높으며 그 구조의 밀도는 낮다. 형태는 타원이며, 사람이 높은 단계로 올라감에 따라 그 크기가 아스트랄의 몸과 정서의 오라를 합친 것만큼 커진다. 마음의 몸 오라는 몇 미터 이상으로 방사된다.

마음이 덜 개발된 사람의 경우, 마음의 몸은 우유 같이 하얀 물질로 나타난다. 마음의 몸이 가지고 있는 몇 가지 색은 뚜렷하지 않고 단조로우며, 구조는 다른 에너지 몸과는 달리 불침투성으로 보인다. 좀 더 활기 있고 깊은 자각이 있는 사람은 마음의 몸이 더 뚜렷하고 짙은 색으로 빛난다.

아스트랄의 몸처럼 마음의 몸도 높거나 낮은 옥타브를 가지고 있다. 낮은 진동수는 합리적인 마음이 가지는 선형적 사고(1차적 사고, 단순 사고)에 의해 표현되는데, 이것은 보통 사람들이 진리를 추구하는 방법이기도 하다. 이런 정신적 활동은 물리적 몸과 감각을 통해 정보를 받아 에테르의 몸을 거쳐 아스트랄의 몸으로 전달되는 물리적 몸의 단계에 인식의 바탕을 둔다. 아스트랄의 몸은 이 정보를 느낌으로 해석하여 마음의 몸으로 전달하며, 다시 해당되는 언어적 사고를 형성하여 반응한다. 아스트랄의 몸의 영향과 미해결된 감정적 패턴을 통하여 정보들은 빈번히 왜곡되고 사고에 선입견을 주게 된다. 우리는 이러한 반복적인 사고 패턴을 통하여 세상의 일들을 평가하게 된다. 이것이 의미하는 바는, 합리적인 마음은 스스로 아니라고 주장하여도 실제로는 결코 선입견을 버리거나 중립적이지 않다는 것이다.

이런 방식으로 마음의 몸에서 생겨나는 생각들은 개인적인 생활과 일상적인 문제에 관여하게 된다. 이 과정에서 마음의 몸의 주된 기능은 문제에 대해 합리적인 해결책을 제공하는 것에 더욱더 관여하는 것이다. 그러나 이것은 마음의 몸이 가지는 원래의 특성이 왜곡된 것이며 능력의 한계이다. 마음의 몸이 실제로 수행하고자 하는 기능은 영혼의 몸의 단계로부터 보편적인 진리를 받아들이고, 그것들을 합리적인 마음과 통합하는 것이다. 이것은 보편적 진리를 구체적 상황에 적용하여 보고, 보편적 법칙에 근거한 해결책을 끌어내기 위함이다.

이런 방법으로 우리가 우리 존재의 영적 국면으로부터 얻는 지식은 직관이나 —소리나 이미지 같은— 번뜩이는 통찰의 형태로 표현되고 그것들은 다시 언어적 사고로 변환된다. 그것은 합리적 마음에서 기인하는 선형적 이해(1차적 이해, 단순한 이해)와는 달리 우리에게 사물의 진정한 본성을 통찰하게 하는 것으로 그 성질은 홀로그래픽(입체 사진)적이다.

  왕관 차크라와 제3의 눈(이마) 차크라가 결합하여 마음의 몸은 더욱 높은 진동수에 이를 수 있다.

  마음의 몸이 완전히 발달하면 영혼의 몸을 비추는 거울이 되며, 그 사람은 인생에서 신의 지혜와 전체적 인식을 깨달을 수 있다.

영혼의 몸

  원인의 몸(causative body)이라고도 불리는 영혼의 몸은 다른 모든 에너지의 몸보다 더 높은 진동수를 가지고 있다. 영적인 국면을 아직 자각하지 못한 사람은 영혼의 오라가 육체에서 1미터 정도밖에 뻗지 못한다. 그러나 전체적으로 깨어 있는 사람의 영적 오라는 오라의 원래의 형태인 타원형이 완벽한 원으로 바뀌어 몇 킬로미터까지 뻗는다.

  당신이 깨달음을 터득한 마스터와 함께 있는 기회가 있었다면, 그로부터 몇 킬로미터까지 멀어졌을 경우 갑자기 변하는 주위의 느낌을 경험하였을 것이다. 마스터와 함께 있을 때 당신을 채우던 빛과 충만함과 사랑은 당신이 마스터의 오라의 범위를 벗어남에 따라 약해진다.

영혼의 몸과 그 오라는 가장 부드러운 색으로 빛나며 동시에 말로는 표현할 수 없는 깊은 광채를 가지고 있다. 영혼의 몸은 영적인 존재로부터 가장 높고 빛나는 에너지를 끊임없이 받는다. 이 에너지가 낮은 진동수로 바뀜에 따라 마음의 몸, 아스트랄의 몸 그리고 에테르의 몸으로 흘러 들어간다. 이 에너지는 몸들의 진동을 가속화하며, 에너지들이 그들의 범위 안에서 가장 높은 수준의 진동을 찾도록 도와 준다. 우리가 의식적으로 이 에너지를 어느 정도로 지각하고 흡수하며 사용할 수 있는가는 차크라의 수련 정도에 달려 있다.

우리는 영혼의 몸을 통하여 모든 생명의 내면의 조화를 경험한다. 또한 어디에나 존재하는 창조의 바탕인 순수하고 신성한 존재와 연결된다. 영혼의 몸을 수련함으로써 우리는 존재하는 모든 것에 내면적으로 다가갈 수 있다.

영혼의 몸은 불멸의 존재인 우리 자신의 신성한 부분이다. 반면에 다른 미묘한 몸들은 우리의 필요에 의해 존재하는 세상인 아스트랄의 몸 그리고 마음의 몸으로, 우리가 의식의 단계들을 넘으면 서서히 소멸된다.

오로지 영혼의 몸을 통해서만 존재의 근원과 목표 그리고 우리 생명의 목적을 이해할 수 있다. 우리 자신을 오라의 진동에 개방할 때, 우리의 생은 완전히 다른 새로운 특질들로 가득 차게 된다. 모든 활동에서 우리는 신과 함께 하게 되며, 우리의 생은 지혜, 힘, 희열, 그리고 모든 것을 에워싸는 사랑 등 신의 가장 높은 형태인 자연적 특성을 나타내게 된다.

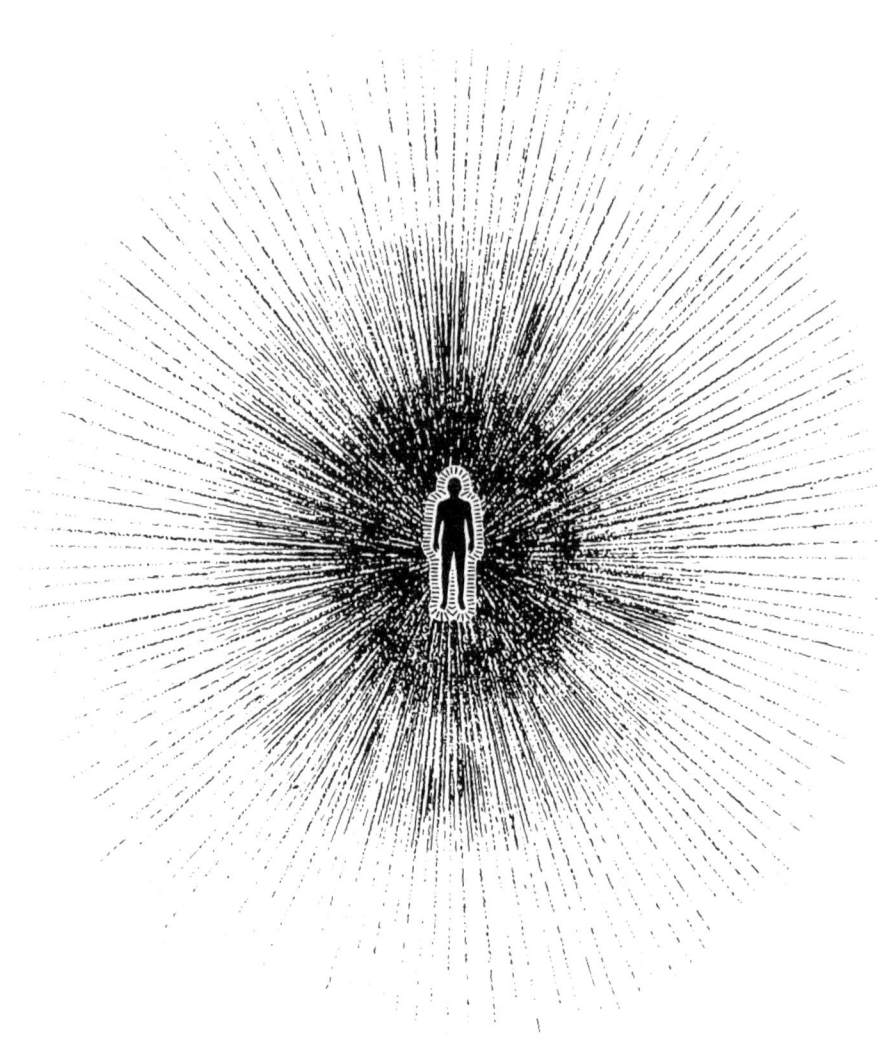

안으로부터 방사되는 인간의 오라 :
1) 에테르 오라 2) 정서의 오라 3) 마음의 오라 4) 영혼의 오라.

차크라의 기능과 목적

이 장에서는 차크라의 기능 중에서 가장 중요한 내용들을 소개하고자 한다. 차크라 기능에 대한 이론적 이해는 각 차크라를 수련하는 데 실질적인 지식의 토대를 제공해 줄 것이다.

전통 문헌에서는 88,000개의 차크라를 언급하고 있다. 이것은 인간의 몸이 에너지의 수용과 변형 그리고 전달에 민감하다는 것을 뜻한다. 88,000개의 차크라 중 대부분은 너무 미세하여 에너지 체계에서 극히 작은 역할만을 담당한다. 단지 40여 개의 보조 차크라만이 중요하게 다루어진다. 이 차크라들 중 가장 중요한 차크라는 비장, 목 뒤쪽, 손바닥과 발바닥에 위치한다. 가장 기본이 되는 7개의 차크라는 척추를 따라 위치하고 있는데, 이는 각 장에서 다루게 될 인간의 몸과 마음 그리고 영혼을 형성하는 기본적인 것으로, 가장 중요한 기능과 관련된다. 여기서는 차크라가 몸의 어느 영역에 영향을 미치

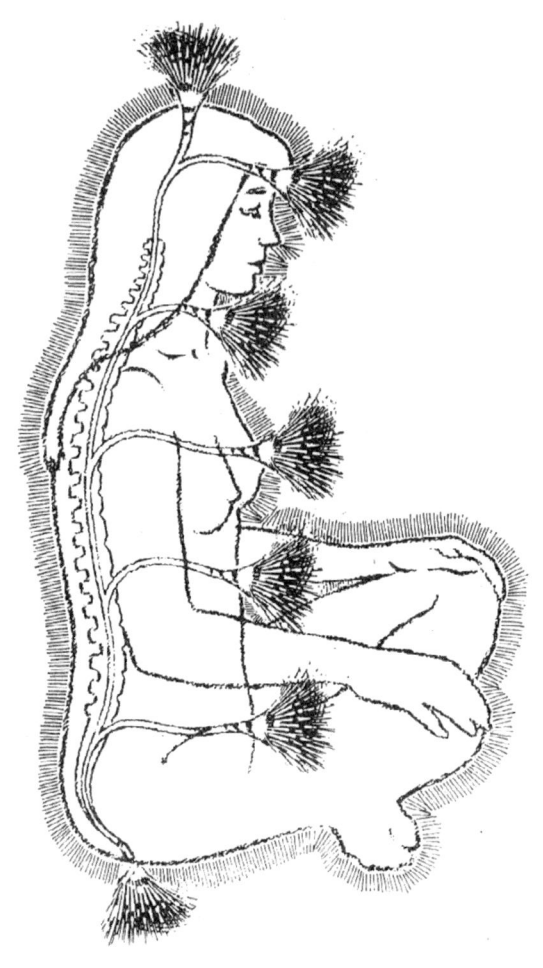

옆에서 바라본 깔때기 모양의 차크라, 척추에서 연결되는 중심 통로, 그리고 물리적 몸에서 차크라가 방사되는 길.

는지, 차크라가 어떻게 막히고, 어떻게 나빠지는지 그리고 각 차크라의 영적·심리적 특성들에 대해 이야기할 것이다.

우선, 7개의 주요 차크라가 있다. 이들이 원래 위치하는 곳은 '에테르의 몸'이다. 그것들은 각각 서로 다른 수의 꽃잎을 가진 깔때기 모양의 꽃을 닮은 까닭에 차크라를 종종 동양의 연꽃으로 비유하기도 한다. 꽃잎들은 나디 또는 에너지 통로라고 하는데, 나디를 통해 에너지는 차크라로 흘러 들어가 미묘한 몸으로 전달된다. 꽃잎 또는 나디의 수는 뿌리 차크라에 4개가 있으며 왕관 차크라에는 천 개가 있다.

척추를 따라 머리끝까지 올라가는 가장 중요한 에너지 통로는 수슘나이다. 차크라 센터의 가장 아래쪽으로부터 줄기와 같은 통로가 척추 위로 뻗어 있다.

차크라는 끊임없이 회전한다. 차크라는 산스크리트로 '바퀴'라는 뜻으로, '차크라'라고 불리는 이유가 여기에 있다. 차크라는 회전 방향에 따라 에너지를 끌며 밀거나 당긴다.

차크라는 성(性)에 따라서 오른쪽(시계 방향)으로 돌거나 왼쪽으로 돌고, 그렇게 해서 남성과 여성의 에너지들을 서로 완성시킨다. 이는 남성이 오른쪽으로 도는 반면, 여성은 반대 방향으로 돌기 때문이다. 모든 시계 방향의 회전은 기본적으로 남성으로, 중국에서 말하는 양(陽)에 속한다. 그것은 의지력 내지 부정적 의미의 공격 또는 힘과 같은 활동성을 나타낸다. 모든 시계 반대 방향의 회전은 여성으로 자연에서의 음(陰)이며 수용 내지 부정적 의미의 약함과 같은 뜻을 나타낸다. 차크라가 도는 방향은 차크라에서 차크라로 교차하면서 바뀐다. 예를 들면, 남성의 뿌리 차크라는 물질적 또는 성적인 정복과 지배의 성질을 나타내면서 오른쪽으로 돈다. 반면, 여성의 뿌리 차크라는 뿌리의 중심을 통해 흐르면서 여성을 활기 있게, 그리고 대지의 생명력에 대해 더욱 수용적이게 만든다. 두 번째 차크라에서는 이것이 변한다. 여성의 차크라가 감정을 표현하는 큰 움직임을 나타내며 오른쪽으로 도는 반면, 남성의 두 번째 차크라는 감정적 수준에서 수용하거나 종종 순종하는 경향을 나타내며 왼쪽으로 돈다. 이렇게 차크라는 계속된다. 회전은 서로 다른 방식으로 남성과 여성을 형성하고 생활의 모든 영역에서 에너지 충전을 유도하면서 교차한다.

차크라의 회전 방향에 대한 지식은 치유 등 몇 가지 방법으로 활용할 수 있다. 예를 들어, 아로마 요법을 실시할 때 당신은 차크라에 일치하는 순환하는 움직임에 향기를 사용할 수도 있을 것이다. 또 보석 요법을 실시한다면, 그에 해당하는 에너지 센터의 방향을 따를 수 있을 것이다.

대부분 사람들의 차크라는 중심에서 모든 방향으로 4인치 정도 뻗어 있다. 차크라의 기본적인 기능에 적합한 특정한 색이 항상 머무르기는 하지만, 각 에너지 센터는 모든 색의 진동을 갖고 있다. 인간의 발달에 따라 차크라는 더욱 멀리 뻗어 나가고 진동 횟수도 증가하며, 차크라의 색은 더욱 선명해지고 더욱 밝아진다.

차크라의 크기와 차크라의 진동률은 그들이 흡수할 수 있는 에너지의 양과 질을 결정한다. 이 에너지는 우주와 별 그리고 자연과 우리 주변의 사람들과 모든 것으로부터, 그리고 다른 미묘한 몸과 분명하지는 않지만 모든 존재하는 것들로부터 우리에게 오는 것이다. 이러한 에너지들은 차크라 속으로 직접 흘러 들어갈 뿐 아니라, 일부는 나디를 거쳐 차크라에 이른다.

가장 중요하고 기본적인 두 가지의 에너지 형태는 뿌리 차크라와 왕관 차크라의 중심을 거쳐 인간 조직체로 들어간다. 이 두 차크라는 수슘나로 연결되며, 수슘나는 생명 에너지를 제공하는 '줄기'를 통해 차크라와 차례차례 이어진다. 동시에 수슘나는 쿤달리니라 불리는 힘이 상승하는 통로이다. 쿤달리니 힘은 '뱀처럼 감겨' 척추의 기저부에서 쉬고 있으며, 뿌리 센터를 거쳐 조직체로 들어간다. 쿤달리니는 인도의 문헌에서, 신의 여성적 표현인 샥티(Shakti)라고 불리는, 창조적인 우주적 에너지를 상징한다. 이 신의 모습은 창조의 모든 형상을 나타낸다. 이의 반대는 쉬고 있는, 깨어나지 않은 신의 모습인 순수로, 우리는 그것에 대해 더 상세하게 논의할 것이다.

여성의 차크라 방향

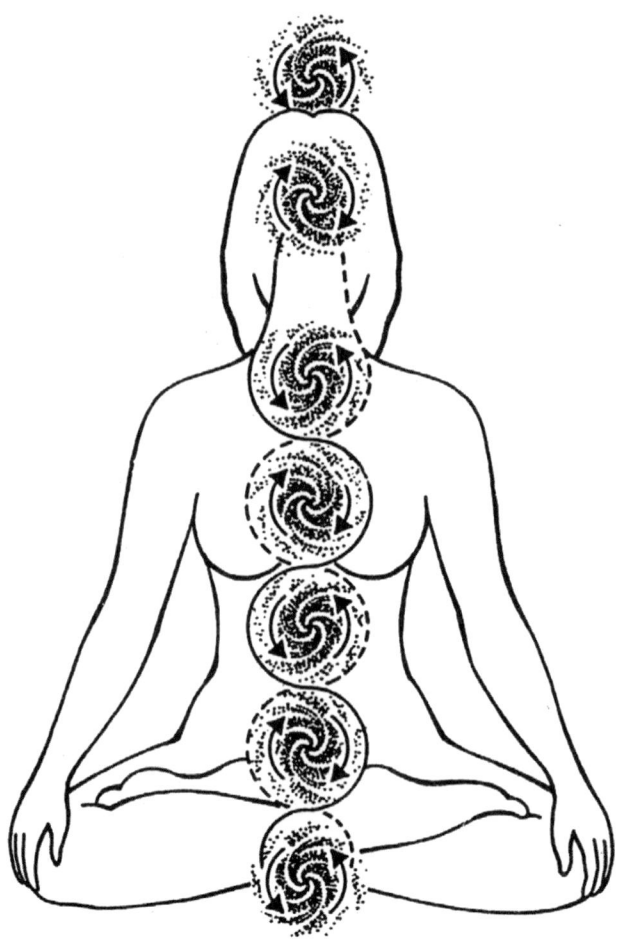

나선형을 그리며 머리로 올라가는 실선은 핑갈라 즉 태양 에너지를 나타내며, 점선은 이다 즉 달 에너지를 상징한다.

남성의 차크라 방향

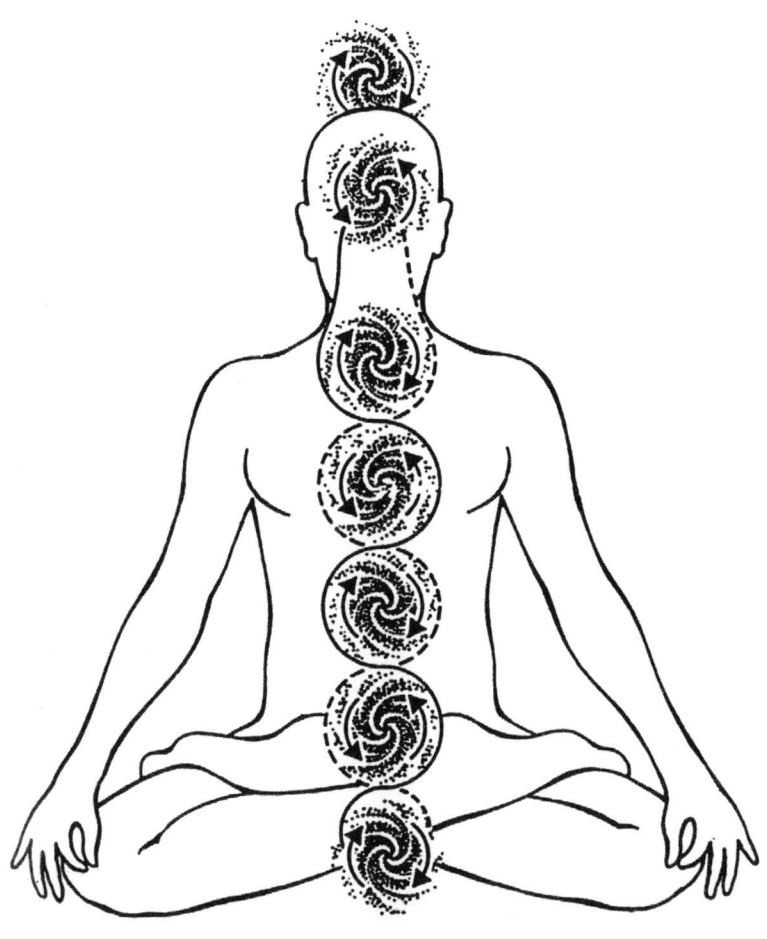

선형을 그리며 머리로 올라가는 실선은 핑갈라, 점선은 이다를 상징한다.

차크라의 기능과 목적

대부분의 사람은 쿤달리니 힘이 수슘나를 타고 쉽게 새어 나간다. 하지만 의식의 발달에 따라 쿤달리니가 각성되면, 그것은 증폭하는 샘물처럼 수슘나를 타고 올라가 차크라를 활성화시킨다. 이 활성화는 에너지 센터를 확장시키고 그들의 진동률(빈도)을 빠르게 한다. 달리 말하면, 쿤달리니는 차크라에 진동을 보내는데, 그 진동은 사람들이 발달 과정에서 여러 활동적인, 물리적 몸의 능력을 얻기 위해 필요로 하는 것이다.

쿤달리니가 깨어나면, 쿤달리니의 에너지는 각 차크라의 목적에 맞는 진동으로 전이된다. 그 진동은 뿌리 차크라에서 가장 낮고 왕관 차크라에서 가장 높은 형태로 나타난다. 전이된 진동은 다른 미묘한 몸과 물리적 몸을 통과하여 감정, 생각, 물리적 감각으로 받아들여진다.

사람이 자신 안에 차크라의 진동을 허용하는 정도는 삶의 다양한 영역에서 획득한 의식의 수준, 그리고 스트레스와 미해결된 경험에 의해 어느 정도 차크라가 막혔는가에 따른다. 보다 의식적인 사람은 더욱 활동적이 되어 차크라가 더욱 열릴 것이며, 더 많은 쿤달리니가 힘찬 물줄기처럼 들어올 수 있다. 나아가 이것은 의식의 성장을 더욱 이끌며 차크라를 더욱 활성화시킨다. 이렇게 우리는 차크라의 막힘을 제거하고 성장된 의식의 길을 따름으로써 작용과 반작용의 순환을 규칙적으로 착실하게 할 수 있다.

쿤달리니 에너지 외에 척추를 따라 각 차크라로 흐르는 또 하나의 중요한 힘이 있다. 그것은 순수한 신성의 존재, 나타나지 않고 있는 신의 에너지이다. 이 에너지는 사람에게 모든 수준으로 나타나고 있

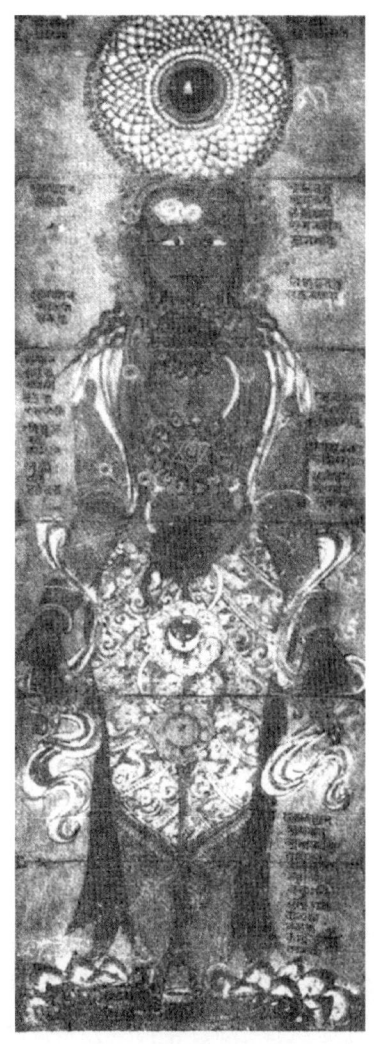

이 네팔의 차크라 그림은 약 350년 전의 것이다. 연꽃은 7개의 주요 차크라를 묘사하고 있다. 이 차크라들은 몸 안에서 발견되는 보다 섬세하고 보다 높은 의식의 수준을 나타내고 있다. 가장 중요한 에너지 통로인 수슘나, 이다 그리고 핑갈라가 보인다.(Gouache on paper)

는 것으로, 변함없이 어디에나 존재하는 신성한 존재의 형상화되지 않은 모습이다. 왕관 차크라를 통해 몸으로 들어간 이 에너지는 특히 차크라 안의 막힘들을 푸는 데 적합하다. 인도 고대의 가르침에서 이 것은, 무지를 파괴하는 위대한 신인 쉬바(Shiva)로, 단순히 존재하는 것만으로도 인간을 신성하게 변형시킨다.

그래서 쉬바와 샥티는 인간 존재의 전인적 발달에 직접적으로 작용하고 있는 것이다. 그 발달에서, 신은 우리들의 삶을 우리들과 관계 있는 존재의 모든 수준들과 같은 수준으로 통합시킨다.

수슘나 외에 산스크리트로 이다와 핑갈라로 알려진 두 개의 에너지 통로가 더 있다. 그것은 에너지 체계에서 특히 중요한 역할을 한다. 핑갈라는 열과 충동으로 가득 찬 태양 에너지의 운반자로 기능을 한다. 이 통로는 뿌리 차크라의 오른쪽에서 시작되어 오른쪽 코에서 끝난다. 이다는 차가움과 조용한 달 에너지의 운반자이다. 이 통로는 뿌리 차크라의 왼쪽에서 시작되고 왼쪽 코에서 끝난다. 뿌리 차크라에서 양쪽 코로 올라갈 때, 이 나디들은 수슘나 주변을 돈다.

이다와 핑갈라는 우리의 호흡을 통해 공기로부터 직접 프라나를 빨아들이며, 숨을 내쉴 때 독소를 내보낸다. 이다와 핑갈라는 수슘나와 함께 에너지 체계의 세 가지 중요한 통로가 된다. 보조 차크라들과 미묘한 에너지의 몸들은 수많은 나디를 거쳐 에너지를 차크라에 공급하며, 또한 이 에너지들을 차크라에서 에너지 몸들로 이동시킨다.

차크라는 또한 주위의 파동들이 각 개인의 진동수에 부합될 때 주변으로부터 파동을 직접 끌어들인다. 차크라는 에너지 파동의 안테나로 우리를 환경과 자연 그리고 우주와 연결시킨다. 이러한 까닭에 차크라는 미세한 감각적 기관으로 보이기도 한다. 따라서 차크라는 우리의 물리적 몸이 행성에서 살아가기 위해 에너지를 운반해 주는 운송 수단이 된다. 그것은 우리가 우리 외부에서 살아가는 삶의 방법을 발견하고, 이 지구에서 얻은 지식과 마찬가지로 우리의 내면적 가치들을 사용하게 하면서 우리의 삶의 방법을 찾는 것을 가능하게 한다. 이런 점에서 차크라는 에너지 진동과 물질계를 초월하는 정보의 수신기로 작용한다. 차크라는 우리를 미묘한 에너지의 무한한 세계로 연결시키는 통로이다.

차크라는 또한 우리 주위에 직접 에너지를 방출하여 주변의 기운을 바꾼다. 의식적으로나 잠재의식적으로 우리는 차크라를 통해 사람들이나 주변, 심지어 물질에게까지도 긍정적이거나 부정적인 영향을 줄 수 있으며 또 치유의 진동도 보낼 수 있다. 차크라는 긍정적 혹은 부정적 감각으로 사람은 물론 심지어 그 어떤 상황에도 영향을 미친다.

전체와 창조성, 지식과 강함, 사랑과 기쁨을 경험하기 위해서는 차크라가 조화롭게 함께 작용하고 열려야 한다. 그러나 이것은 아주 드문 경우다. 일반적으로 각 차크라는 각기 다른 진동으로 활성화되는데 특히 아래의 두 차크라가 그러하다. 실제로 사회적 지위가 높거나 큰 영향력을 행사하는 위치에 있는 사람들은 태양신경총 차크라가 종종 불균형적으로 활동한다. 동시에 열리거나 막히는, 또는 한쪽으로 치우쳐 활동하는 차크라의 모든 형태도 상상할 수 있다. 살아가는 동안 삶의 근본적 주제들은 항상 변하기에 차크라의 상태들도 여러 가지 변화를 겪는다. 이런 이유로 차크라에 대한 지식은 자신을 아는 데 큰 도움이 되며, 자신의 타고난 잠재력에 대한 깨달음으로 우리를 인도할 것이며, 우리가 풍요롭고 즐거운 삶을 살도록 해 줄 것이다.

차크라의 가르침에 비추어 본
인간의 발달 주기

    우주의 모든 것은 특정한 리듬과 주기를 가지고 있다. 이는 원자의 수준에서 시작되어 우주에 있는 모든 형태의 존재까지 포함한다. 규칙적으로 순환하는 정해진 법칙은 우리의 심장 박동과 호흡, 낮과 밤의 교체, 계절의 오고 감, 예견 가능한 별들의 움직임 등 어디에서나 볼 수 있다. 주기는 살아 있는 생명체의 발달에서도 되풀이된다. 예를 들어 식물의 경우, 처음에 싹이 나오고, 그 다음 첫 잎이 나오며, 다음에는 봉오리와 꽃 그리고 이어서 열매가 나타나는 것을 관찰할 수 있다. 어떤 일정한 순서의 단계들이 언제나 유지되는 것이다. 그러므로 물리적 몸 안에 있는 영적인 실체인 인간도 일정한 순서에 따라 발달한다는 것은 논리적이다. 인간은 단순히 하루하루 더 늙어가면서 추가적인 기술과 경험을 얻기만 하는 것이 아니라, 그 발달 또한 특별한 정신적·영적 주기에 따라서 일어난다. 어떤 한 가지 주제나 과제가 인생의 모든 단계에서 같은 비중을 가지지는 않을 것이다. 이 사실을 더 자세히 관찰해 보면, '대자연'은 우리를 어떤 특정한 시점에 반드시 해결되어야 할 특별한 과업에 맞서게 한다는 것을 곧 깨닫게 된다. 설사 이런 과업들이 서로 다른 모습들로 나타난다 할지라도, 일정한 발달 단계들은 삶의 특정한 시기에 이행될 때에만 최적으로 실현될 수 있다. 예컨대, 스물다섯 살에 다섯 살이나 열두 살에 경험했어야 할 발달을 되찾는 것은 매우 어렵다. 이것이 바로 어떤 사람들에게는 '인생의 집'이 언제나 흔들리는 기초 위에 서 있는 이유인데, 그것은 그들이 적당한 나이에 가졌어야 할 일정한 경험들을 얻지 못했거나 기술을 발달시키지 않았기 때문이다.

    인생 주기에 관한 지식은 새로운 것이 아니다. 그것은 다만 한동안 상실되었을 뿐인 것이다. 그렇지만, 영적 사상을 연구하는 다양한 학파들은 여전히 그들의 가르침에 인생 주기를 포함시키고 있다. 인지학(人知學)[1] 사회에서, 특히 루돌프 슈타이너(Rudolf Steiner)의 가르침에서, 인생 주기는 어린이들의 자연스러운 발달 주기에서 고려되어야 할 사항으로 되어 있다. 인지학 운동의 창시자인 루돌프 슈타이너는 이 주제에 대해 광범위하게 서술했다. 인지학의 견해에서 인간의 삶은, 각각 7년을 단위로 하는, 분명하게 나누어지는 주기들로 되어 있다. 서로 다른 주기들은 서로 다른 특질들로 뚜렷하게 표시된다. 곧, 인생의 특정한 주기에 인간은 특정한 영향을 받고 경험을 하게 되는데, 이러한 까닭에 인간은 특정한 발달 단계들을 위해 충분히 성숙해 있어야 한다.

이러한 통찰이 차크라 체계의 작용과 목적에 대한 우리의 지식과 완벽하게 부합한다는 것은 흥미롭다. 우리는 뿌리 차크라[2]로 시작해서 7년마다 하나의 차크라를 지나며, 해당 차크라의 특징들은 7년의 기간 동안 우리 삶의 기본 주제가 된다. 그리고 이 7년의 기간은 다시 1년씩 일곱 개의 기간들로 나누어지며, 그 각각의 일 년은 일곱 개의 차크라 가운데 하나와 같으며, 뿌리 중추로 시작된다.

(뿌리 차크라로 특징지어지는) 첫 7년의 기간 뒤에, 우리는 두 번째 7년의 기간으로 들어서며 이 시간은 태양신경총[3] 차크라로 특징지어진다. 이 기간 동안 우리는 일 년마다 연속적으로 칠 년에 걸쳐 일곱 발달 단계를 거치며, 각각의 일 년은 해당 차크라의 기본 주제와 세분화된 개별적인 1년 주제들로 특징지어진다. 다섯 번째의 7년이 지나면 우리는 어느 정도 인생의 중반에 도달되며, 일곱 번째의 7년이 지나면 인간 발달의 전체 주기를 끝마치는 것이다. 다시 말해서, 완전히 새로운 인생 주기는 쉰 번째 생일과 함께 시작되면서 우리에게 다시 한 번 출발할 수 있는 기회를 주지만, 이번에는 발달이 '보다 높은 옥타브'에서 시작된다. 쉰 번째 해부터는 배워야 할 아주 특별한 교훈들이 기다리고 있다. 98세에 이르러 사람들은 자신들의 두 번째 발달 주기를 마치는 것이다.

해마다 새로운 주제들이, 그리고 7년마다 새로운 기본 주제들이 우리를 기다리고 있으며, 모든 경우에 그것들은 서로를 완벽하게 보강시켜 준다. 각 차크라의 의미와 목적에 대한 지식은 우리가 자신의 발달을 위해 유익하게 모든 1년을 활용할 수 있도록 우리 자신을 도

차크라의 기본점에 비추어 본 인간의 발달 주기 : 1세에서 49세까지

7년 주기에 해당하는 기본적 주제	제1차크라: 1세-7세 최초의 생명 에너지와 신뢰, 세계와 물질세계와의 관계, 안정성, 성취하고자 하는 힘.	제2차크라: 8세-14세 최초의 느낌들, 생명으로 충만, 관능성, 에로티시즘, 창조성, 경의, 열정.	제3차크라: 15세-21세 개성을 펼침, 경험과 감정에 동화됨, 자신의 존재를 형성함, 영향력과 힘, 강인함과 풍부함, 경험으로 성장하는 지혜.	제4차크라: 22세-28세 마음, 사랑, 연민, 나눔, 진실한 관계, 이타심, 한신과 치유.	제5차크라: 29세-35세 의사소통, 창조적인 자기표현, 개방, 독립, 영감, 보다 미묘한 수준의 존재에 접근.	제6차크라: 36세-42세 깨달음의 기능들, 직관, 내적인 감각의 발전, 마음의 힘, 의지의 투사, 현현.	제7차크라: 43세-49세 완성, 내적인 목소리를 통한 깨달음, 무소부재한 존재와의 통일, 우주적 의식.
	1세	2세	3세	4세	5세	6세	7세
제1차크라: 1세-7세 최초의 생명 에너지와 신뢰, 세계와 물질세계와의 관계, 안정성, 성취하고자 하는 힘.	8세	9세	10세	11세	12세	13세	14세
제2차크라: 8세-14세 최초의 느낌들, 생명으로 충만, 관능성, 에로티시즘, 창조성, 경의, 열정.							

한 해의 주된 주제

제3차크라: 15세-21세 개성을 펼침, 경험과 감정에 동화됨, 자신의 존재를 형성함, 영향력과 힘, 강인함과 풍부함, 경험으로 성장하는 지혜.	15세	16세	17세	18세	19세	20세	21세
제4차크라: 22세-28세 마음, 사랑, 연민, 나눔, 진실한 관계, 이타심, 헌신과 치유.	22세	23세	24세	25세	26세	27세	28세
제5차크라: 29세-35세 의사소통, 창조적인 자기표현, 개방, 독립, 영감, 보다 미묘한 수준의 존재에 접근.	29세	30세	31세	32세	33세	34세	35세
제6차크라: 36세-42세 깨달음의 기능들. 직관, 내적인 감각의 발전, 마음의 힘, 의지의 투사, 현현.	36세	37세	38세	39세	40세	41세	42세
제7차크라: 43-49세 완성, 내적인 묵상을 통한 깨달음. 무소 부재한 존재와의 통일, 우주적 의식.	43세	44세	45세	46세	47세	48세	49세

차크라의 기르침에 비추어 본 인간의 발달 주기 : '보다 높은 옥타브'. 50세에서 98세까지

7년 주기에 해당하는 기본적 주제	제1차크라: 50세-56세 최초의 생명 에너지와 신뢰, 세계와 물질세계와의 관계. 안정성, 성취하고자 하는 힘.	제2차크라: 57세-63세 최초의 느낌들, 생명으로 충만, 관능성, 에로티시즘, 창조성, 경외, 열정.	제3차크라: 64세-70세 개성을 펼침. 경험과 감정에 동화됨. 자신의 존재를 형성함. 영향력과 힘. 강인함과 풍부함. 경험으로 성장하는 지혜.	제4차크라: 71세-77세 마음, 사랑, 연민, 나눔. 진실한 관계, 이타심. 헌신과 치유.	제5차크라: 78세-84세 의사소통, 창조적인 자기표현. 개방, 독립, 영감, 보다 미묘한 수준의 존재에 접근.	제6차크라: 85세-91세 깨달음의 기능들. 직관, 내적인 감각의 발전, 마음의 힘, 의지의 투시, 현현.	제7차크라: 92세-98세 완성, 내적인 묵상을 통한 깨달음. 무소부재한 존재와의 통일, 우주적 의식
	한 해의 주된 주제						
제1차크라: 50세-56세 최초의 생명 에너지와 신뢰, 세계와 물질세계와의 관계, 안정성, 성취하고자 하는 힘.	50세	51세	52세	53세	54세	55세	56세
제2차크라: 57세-63세 최초의 느낌들, 생명으로 충만, 관능성, 에로티시즘, 창조성, 경외, 열정.	57세	58세	59세	60세	61세	62세	63세

제3차크라: 64세~70세 개성을 펼침. 경험과 감정에 동화됨. 자신의 존재를 형성함. 영향력과 힘. 강인함과 풍부함. 경험으로 성장하는 지혜.	64세	65세	66세	67세	68세	69세	70세
제4차크라: 71세~77세 마음. 사랑. 연민. 나눔. 진실한 관계. 이타심. 헌신과 치유.	71세	72세	73세	74세	75세	76세	77세
제5차크라: 78세~84세 의사소통. 창조적인 자기표현. 개방. 독립. 영감. 보다 미묘한 수준의 존재에 접근.	78세	79세	80세	81세	82세	83세	84세
제6차크라: 85세~91세 깨달음의 기능들. 직관. 내적인 감각의 발전. 마음의 힘. 의지의 투사. 현현.	85세	86세	87세	88세	89세	90세	91세
제7차크라: 92세~98세 완성. 내적인 묵상을 통한 깨달음. 무수 부재한 존재와의 통일. 우주적 의식.	92세	93세	94세	95세	96세	97세	98세

차크라의 가르침에 비추어 본 인간의 발달 주기

와 줄 수 있다. 그 밖에, 자녀들의 발달을 보다 충분히 이해해서 그들이 적절한 시기에 필요로 하는 주의와 자극을 줄 수 있도록 우리를 도와 준다.

변화는 7년마다 물리적 몸의 수준에서도 일어난다. 알고 있을지도 모르지만, 우리의 몸이 7년마다 갱신된다는 것은 바로 생물학적인 사실이다. 다시 말해서, 7년 뒤에는 우리 몸의 모든 세포가 새로운 세포들로 대치되므로, 생물학적으로 이야기해서 우리는 완전히 새로운 사람인 것이다. 그러나 정신적인 수준에서는 많은 것이 변하지 않았다는 인상을 가지고 있다면, 시간 분할이 시작될 때 존재했던 형태들을 아스트랄의 몸(星氣體, astral body)[4]이 아직도 짊어지고 있다는 것이 그 이유일 것이다. 반면에, 우리는 누군가를 오랜 시간 뒤에 다시 만나 그가 엄청난 진보를 했다는 것을 놀라움과 함께 알아차릴 수도 있다. 7년 안에 근본적으로 변할 수 있다는 것은 실지로 가능하다. 한 사람이 매년 기대할 수 있는 경험들과 그가 특히 쉽게 영향을 받는 많은 것들이 다음의 표에 있다. 이어지는 장에서는 많은 예들이 상세하게 설명될 것이다.

옛날에는 숫자 7이 성취, 풍부함, (영적인) 완성을 지칭하기 위해 빈번히 이용되었다. 많은 문화를 보면 7은 성스런 숫자로 여겨졌으며 오늘날에도 종교적 서적, 신화, 동화에서 종종 7을 보게 된다. 한 주(週)도 7일의 주기로 이루어져 있다. 이는 늘 순환하는 우리 존재의 기본적인 리듬이다. 문화혁명 과정에 중국의 위대한 지도자 마오쩌

똥은 7일의 주기를 10일로 바꾸려는 시도를 했다. 얼마 되지 않아 아프다고 보고하는 근로자들의 수가 너무 많아져 다시 7일의 주기로 되돌아갔다.

심지어 태어나기 전에도 우리가 다양한 차크라의 단계를 거친다는 것은 흥미롭다. 이 발달은 태아기 전체에 걸쳐서 강력한 빛의 흐름이 태아 속으로 흘러 들어가는 통로인 왕관 차크라부터 역순으로 일어난다. 제3의 눈 차크라가 발달하고 이어 다른 차크라들이 발달하며, 임신의 끝에 다다르면 뿌리 차크라가 최종적으로 발달하면서, 새로운 인간을 세계와 연결시켜 우리의 환경으로 들어가도록 준비시키면서 계속 발달한다.

이러한 법칙들은 사실로 받아들일 수도 있고 그렇지 않을 수도 있다. 어떤 식으로 받아들이든 우리가 이런 법칙들을 관장하는 우주적인 힘들에 영향을 주지는 않을 것이다. 우리는 우리가 뜻하는 대로 자유롭게 결정하면 되지만, 그럼에도 불구하고 일정한 법칙들의 테두리 안에 살고 있다. 따라서 우리가 이 지식을 적용하고 말고는 우리에게 달려 있다.

주의: 인간의 발달 단계들에 대한 표를 참고할 때는, 자신의 생년보다 언제나 1년 앞서 있다는 것을 기억하기 바란다. 다시 말해서, '공식적으로' 스물네 살이라면 실제로는 스물다섯이며, 서른여덟 번째 생일이 지났다면 실제로는 이 지구에서 서른아홉 번째 해에 있는 것이다.

차크라의 방해물은
어떻게 발달하는가

우리의 참된 본질은 모든 창조물의 진동과 법칙, 빛깔과 모양, 향기와 소리의 끝없는 행렬 속에서 스스로를 현현시키는 힘과 하나가 되는 것이다. 우리와 분리되어 있는 것은 아무것도 없다. 우리 존재의 가장 깊숙한 핵심은 우리가 신으로 부르는, 절대적이요 변화하지 않으며 모든 곳에 편재해 있는 절대적 존재와 나누어질 수 없는 단일체로 살고 있으며, 그 절대적 존재는 모든 상대적인 존재의 영역에 스며 들어 그들을 창조한다. 그 존재의 본질은 순수한, 무한한 희열이다.

자신 속에서 휴식하고 있는 신성한 존재의 고요한 바다가 기쁨의 파도로 일어나자마자, 우리 또한 그 한 표현으로서 미묘한 물리적 몸을 통해 창조의 춤을 추며 참여하는 것이다

우리는 이 단일성에 대한 자각을 우리의 신성한 근원을 잊은 그 순

간에 상실하였다. 그것은 우리가 물리적인 몸의 감각과 이성적인 마음을 통해서 우리에게 도달하는 정보에만 의지하였기 때문이었다. 그 결과로 분리는 매우 실제적인 두려움의 경험을 일으키는 것처럼 보였다. 우리는 삶에서 내적인 충족과 안전의 느낌을 상실하고, 그것을 자신 밖에서 추구하기 시작했지만, 완전한 충족에 대한 우리의 갈망을 거듭거듭 실망시켰다. 이 경험은 새로운 실망들이 일어날 것에 대한 두려움을 일으켰다. 그 과정에서 우리는 우리가 결코 파멸될 수 없다는 것, 죽음은 단지 외부적인 형태의 변화일 뿐이라는 것을 잊었다.

두려움은 변함없이 계속 옥죄어 와, 또다시 분리성과 두려움의 느낌을 증가시키는 수축이나 속박을 유발시켰다. 실제로 동·서양의 모든 영적인 길들이 가고자 하는 목표는 이러한 악순환에서 탈출하여 잃어버린 단일성의 느낌을 다시 얻고자 하는 것이다.

차크라는 두려움으로 인해 방해물이 생기는 것을 가장 쉽게 느낄 수 있는 에너지 체계의 중계 장치이다. 부가적인 방해물은 나디[5]를 따라서 발생하기도 한다. 장기간의 수축 상태는 생명 에너지가 자유롭게 흘러, 우리의 몸이 의식을 통일시키고 반영하고 유지하기 위해 필요로 하는 모든 에너지의 공급을 방해할 수 있다. 우리가 분리, 홀로 남겨짐, 내적인 공허와 죽음에 대한 두려움의 경험으로 인해, 우리 존재의 가장 깊숙한 핵심에서만 찾을 수 있는 것들을 외부세계에서 추구하게 될 때, 우리는 타인들의 사랑과 인정, 육체적인 감각, 성공과 물질적인 소유에 의존하게 된다. 이런 것들은 우리 삶을 풍요롭게 하는 것이 아니라 공허하게 한다. 그것들을 잃으면 우리는 갑자기

무와 직면하게 되며, 삶을 통해 모든 사람에게 따라다니는 은밀한 두려움이 갑자기 다시 다가온다. 물론, 우리는 우리의 충족과 만족을 위해 매우 필요로 하는 것들을 빼앗아 버리는 것은 바로 타인들이라고 생각한다. 우리 모두는 신성한 존재에 우리의 공통적인 근원을 가지고 있으며, 이 수준에서 모두 서로가 서로의 부분이라는 것을 잊고 있다. 주위의 사람들을 사랑하는 대신 그들을 경쟁자나 심지어 적으로까지 보기 시작한다. 드디어 우리는 자신을 보호하기 위하여 어떤 사람들이나 상황들 또는 정보가 너무 가까워지지 않도록 막아야 한다고 느끼는 지경에 이른다. 그리고는 도전에 맞서는 것을 피하기 위해 안테나를 거두어들이는데, 이것은 차크라를 더욱 수축시킨다.

하지만 우리는 주위 사람들이나 우리가 속한다고 느끼는 단체에서 인정을 받고자 하는 욕구가 너무 강하다. 우리는 이런 사람들의 기대에 맞추기 위해 그리고 일반적으로 수용되는 사회적 규칙들의 기대에 호응하기 위해 우리의 삶을 변화시킬 준비가 되어 있다. 그리고 우리의 자발적인 느낌들이 더 이상 사회적인 관습의 틀에 맞지 않으면 곧 우리의 느낌들을 억누를 준비가 되어 있다. 이때 우리가 할 수 있는 유일한 방법은 통제되지 않은 감정들이 더 이상 필터를 지나지 못하게 차크라를 계속 오므리는 것이다. 이는 해당 차크라의 에너지가 막힌다는 것을 뜻한다. 그러면 에너지가 더 이상 원래의 형태로 방사되어 나갈 수 없다. 따라서 에너지는 뒤틀리게 된다. 그러나 에너지는 어떤 식으로든 장벽을 뚫고 나가려 하기 때문에 보다 강한, 자주 부정적인 감정이나 과장된 욕구의 형태로 스스로를 방사시킨다.

이것은 차크라를 막는 방해물에 대한 에너지의 양(陽)의 반응이다. 그러나 방해물이 에너지에 영향을 미쳐 새로운 에너지가 들어와 똑같은 부적절한 방식으로 거듭거듭 에너지가 방사될 수 있다.

차크라의 방해물에 대한 지배적인 음(陰)의 반응은 에너지를 전체적으로 억제하는 것이다. 이는 에너지의 흐름을 거의 완전히 중지시킬 수 있는데, 에너지가 움직여 올라가기 위한 여지가 만들어지지 않기 때문이다. 그 결과, 생명 에너지가 부적합하게 공급되어 차크라가 괴로움을 당해 약화된다. 에너지의 과부하와 차크라의 손상된 기능에 대해서는 개별적인 차크라에 서술되어 있다. 차크라의 막힘에 대한 우리의 개인적인 반응은 서술된 정보들과 다를 수 있다. 반응은 개인의 경험에 의해 결정되기 때문이다. 개인적 경험은 첫째는 방해물로서 많게는 아스트랄의 몸에, 보다 적게는 마음의 몸에 저장되어 있다.

저장된 이런 경험들은 물리적 몸이 죽어도 사라지지 않는다. 우리는 자신의 경험들을 발달 과정에서 해결할 때까지 하나의 환생에서 다음 환생으로 가지고 간다. 대부분 그것들은 우리가 태어나는 환경 그리고 아스트랄의 몸을 통해 새로운 생을 살면서 우리가 어떤 경험을 끌어당길지 무의식적으로 결정한다.

그러나 우리 각각은 생의 어린 시절에 그러한 감정적 패턴들을 아주 빨리 용해시킬 수 있는 기회를 가지게 된다. 새로 태어난 사람의 전체 에너지 체계는 완전한 투과가 가능하며 또 열려 있다. 이는 원칙적으로, 다시 태어난 모든 영혼은 충족된 삶을 영위할 수 있는 기회를 가진다는 뜻이다. 그러나 그것은 또한 그 영혼은 모든 진동과 경험들에 열려 있으므로 모든 종류의 영향에 개방되어 있다는 것을 뜻하기도 한다.

새로 태어난 아이들은 그 자신의 삶을 의식적으로 형성할 수도 없으며, 자신의 경험에 대해 이야기할 수도 없다. 그러므로 그들은 성인들의 선의와 보살핌에 전적으로 의존하게 된다. 이는 부모들에게는 커다란 기회와 그만큼의 커다란 과업을 선사하는 것이 된다.

다음 페이지에서는 아이들이 인생의 초년을 잘 발달시키기 위하여 새로운 방해물들을 피하고 낡은 패턴들을 해결하도록 돕는 데 필요한 영향력에 대해 서술하고자 한다.

오늘날 고도로 발달된 많은 영혼들이 지상에서 자신들의 과업 완수를 위해 불필요한 방해물을 일으키지 않고 환생할 수 있는 적당한 부모들을 기다리고 있다. 다른 영혼들도 이 변화의 시대에 다시 태어나고 싶어 하는데, 이는 배우고 성장하기 위한 기회는 다시 나타나기 어렵기 때문이다.

다음의 지식은 그들의 자식으로 오고 싶어 하는 영혼들에게 가능한 최상의 출발을 제공해 주는 것으로, 미래의 부모들에게 도움이 될 수 있을 것이다. 이 지식은 또한 우리 각자가 우리 자신의 '방해물의 역사'를 더 잘 이해하도록 도와 줄 수도 있으며, 그것을 더 쉽게 해결하도록 조력할 수도 있을 것이다.

태아가 자신의 어머니를 통해 자신의 세계를 경험하고 인식할 때, 자궁에서 자라고 있는 생명인 자신이 거부되었다고 느끼거나 엄마가 계속되는 스트레스 상태에 있다면, 에너지 체계에서 방해물의 싹이 자궁에 갑자기 나타날 수 있다. 애정이 깃든 배려는 자궁에 있는 작은 존재에게 완벽하게 만족스러우며 안전하다고 느끼게 해 줄 진동을 에너지 체계에 제공해 줄 것이다. 임신 기간을 행복하고 충족된 시간으로 보낸다면, 엄마는 바로 행복하고 창조적인 삶을 위한 최상의 전제 조건들을 자신의 아이에게 제공해 주는 것이 될 것이다.

모든 인간에게 탄생의 순간은 인생의 이정표로서, 우리가 세상을 우호적이고 유쾌한 곳으로 인식하는가 아니면 냉혹하고 사랑이 결여된 곳으로 인식하는가를 결정할 수 있게 하며, 그 결정은 일생 동안 지속되는 인상을 남길 수 있다. 탄생할 때 아이는 자기 인생의 첫 아홉 달 동안 무시간성과 무중력성의 행복한 상태 속에서 지내다가 자신에게 영양과 보호를 제공해 준 이 완벽한 육체적 안전함을 떠나게 된다. 그럼에도 불구하고 어린 존재는 탄생할 준비가 되어 있으며 세상에 대한 호기심도 있다. 때문에 엄마와 아이가 약물 투여로 인하여 약해지지 않는 자연스러운 탄생은 상당한 노력과 수고를 뜻함에도 불구하고 아이에게 충격이 되지 않는다. 아이에게 전혀 준비되어 있지 않은 것은 태어나자마자 바로 엄마와 떨어지는 것이다. 그러나 친숙한 엄마 몸의 진동을 느끼며 익숙한 오라의 에너지 진동 안에 묻혀 있으면, 아이는 신뢰의 느낌 속에서 새로운 경험들에 기꺼이 자신을 개방시키려 할 것이다.

이 외에도, 탄생 직후 엄마와 아이 간의 신체적 접촉은 이들의 유대를 확고히 한다. 엄마의 몸이 가까이 있는 것을 아기가 느끼거나, 엄마가 적어도 자신의 정서적 오라 속에 아기를 두고 있으면, 애정 깃든 감정과 긍정적인 에너지의 물결이 저절로 생기며, 이것은 엄마로부터 갓난아이 쪽으로 의식적인 노력이 없이 흘러가서 방해 없이 계속된다. 이 사랑의 흐름은 어린 영혼을 신뢰와 기쁨으로 채워 준다. 탄생의 순간에 곁에 있으면서 아기를 만지고 안도록 허락된다면, 아버지도 아기에 대한 더 친근한 느낌과 보다 커다란 직관적 이해를 개발하게 된다는 것은 흥미롭다.

만일 탄생하자마자 바로 엄마에게서 떨어진다면 갓난아이는 이별과 외로움의 깊은 고통을 경험할 것이다. 적어도 엄마가 의식적으로 갓난아이에게 애정 깃든 느낌과 생각을 보낼 수 있는 한, 그들 사이의 접촉이 유지되어 아이는 엄마의 에너지 공급으로부터 단절되지는 않는다. 그러나 만일 엄마가 다른 것들로 여념이 없거나 자신이 받은 약물 투여 때문에 피로하거나 감정적으로 고갈되어 있다면 이 중단 없는 접촉은 깨어질 것이다. 그리고 갓난아이는 보호해 주는 따뜻한 엄마의 존재가 없는, 완전히 혼자라는 것을 느끼며, 미지의 차가운 세계에서 자신의 무력함을 자각하게 될 것이다. 이 경험은 너무나 압도적이어서, 일반적으로 아이의 에너지 체계는 이런 무서운 느낌들에 대처하지 못하고 깊은 인상으로 새겨지며 결국은 에너지의 첫 방해물이 된다.

이 방해물은 먼저 뿌리 차크라 영역에 나타난다. 앞 장에서 우리는 차크라의 가르침에 비추어 본 인생의 발달 주기에 대해 논의했다. 표에서 알 수 있는 것처럼, 7년의 기본 주제와 1년의 주된 주제는 인생의 첫 일 년 동안 뿌리 차크라의 에너지를 다루는 것이다. 육체적, 물질적 세계에 숙달되면, 즉 첫 일 년의 끝이 가까워지면, 그 최초의 중대한 시점이 있는 육체적·물질적인 세계의 습득 외에, 최초의 신뢰의 발달이 가장 먼저 이 시기에 형성된다. 이 최초의 신뢰는 한 사람의 모든 잠재력이 두려움 없이 완전히 펼쳐지기 위한 토대가 된다. 동시에, 다른 모든 중추들은 뿌리 차크라를 통해 쿤달리니 힘의 생명 에너지를 제공받는다. 그리하여 뿌리 차크라에서의 하나의 방해물은 전체 에너지 체계에 영향을 주게 된다. 심리학자들이 한 사람의 인생의 첫 해를 모든 해 가운데 가장 중요한 것으로 여기는 것은 결코 우연이 아니다. 이 시간 동안 아이는 주로 육체를 통해 경험을 얻는데, 그것은 아이가 무엇보다도 엄마와 아버지, 그리고 신뢰하는 개인들과의 육체적인 접촉을 필요로 한다는 것을 뜻한다.

　이 나이의 아이에게는 시간의 감각이 없다. 외롭거나 배가 고파 울 경우에 아이는 이 상태가 언제 끝날 것인지 모르므로 쉽게 절망에 빠질 수 있다. 그러나 자신의 욕구가 재빨리 만족된다면 아이는 이 지구가 그들이 몸을 유지하고 감정적인 욕구를 만족시키기 위해 요구하는 모든 것을 공급해 준다는 신뢰감을 발전시킨다. 그러면 물리적 몸의 수준과 미묘한 몸의 수준에서 아이는 어머니 같은 행성이 자신을 위해 준비해 둔 양육적이며 보호적인 에너지에 자신을 개방시킬 수 있다.

　아직도 자연 가까이 살고 있는 거의 모든 사람들은 이런 절차들에 대한 직관적인 지식을 소유하고 있다. 안전하게 흔들어 주는 리듬에 아이가 잠으로 빠져들 때도, 그들은 부단히 아이들을 자신들의 몸 가까이 두고 다른 곳에 놔 두지 않는다. 아이가 기는 단계에 이르면 그들은 아이가 원할 경우, 언제나 그를 여기저기 데리고 다닌다. 밤에 어린이들은 엄마 옆에 누우며, 배가 고프면 엄마의 젖이 바로 옆에 있다. 이 작은 아이들의 반짝거리는 눈과 만족된 표현들은 그들 자신들을 그대로 나타낸다. 이런 사람들의 아이들은 잘 울지 않으며 이른 나이에 사회적인 책임을 떠맡을 준비가 되어 있다.

우리 사회의 엄마가 적어도 첫 해 동안만이라도 그러한 식으로 자신의 아이를 돌보는 데 헌신하면서 그 시간 동안 자신의 욕구를 기꺼이 버린다면, 그녀는 아이에게 그 인생의 나머지를 위한 가능한 최상의 잠재력을 제공하게 되는 것이다. 우리는 이것이 진정으로 가치 있는 투자라는 것을 믿고 있다. 엄마가 아이와의 부단한 육체적 접촉의 결과로 경험하는 자동적인 사랑과 기쁨의 흐름은 그 자체로, 그녀가 이 시간 동안 하지 못할 수도 있는 많은 작은 것들에 대한 풍부한 보상이 될 것이다.

이 기간 동안 최초의 신뢰, 안전, 충족, 보호의 느낌을 상실한다면, 아이는 나이 들면서 이런 것들을 외부의 물질 세계에서 더욱더 추구하게 될 것이다. 그는 사람들이 아닌 사물과의 관계를 확립시킬 것이다. 이는 인간의 따뜻함과 친밀함을 대신해야 하는, 꼭 껴안고 싶은 장난감 동물들로 시작된다. 나중에 아이는 떨어지지 않는 공허감의 느낌을 채워 줄 그 무엇인가를 무의식적으로 추구하면서 점점 더 많은 장난감과 달콤한 무엇을 요구하게 된다. 일단 아이가 성인이 되면 멋진 옷, 차, 가구, 집, 직업적이거나 사회적인 신분 등이 어린 시절에 상실된 안전과 충족의 느낌을 되찾기 위해 그가 고수하는 것들이 된다. 물질주의적인 우리 사회가 소비 지향적이라 할지라도, 그 구성원 대다수의 만족되지 않은 욕구 없이는 존재할 수 없다. 그러나 물질적인 재화를 통해서는 내적인 안전과 만족의 경험을 얻을 수 없다는 것을 깨닫는 사람들의 수가 늘어나고 있다. 그들 대부분은 태어날 때 잃어버린 낙원을 재발견할 수 있는 실제적이고 유일한 모험인 내적 추구를 시작하고 있는 것이다.

인생의 두 번째 해에는 뿌리 차크라의 7년 기본 주제에 새로운 주제가 더해진다. 나이가 들면서 아이는 두 번째 차크라 에너지와 접촉한다. 부드러운 접촉과 애정 있는 포옹은 단순한 육체적 접촉 이상의 의미를 가진다. 아이는 자신의 관능성을 발견하고 그 감각과 감정을 더 의식적으로 경험하며 표현하기 시작한다. 이 시기에는 전생에서 넘어온 아스트랄의 몸의 내용들이 점점 나타나기 시작한다. 두 번째 해에 아이는 처음으로 아주 기본적인 감정적 패턴들을 경험한다.

부모가 아이에게 일정한 태도들을 강요하지 않는 것이 이제는 점점 더 중요해지는데, 만일 강요할 경우, 아이는 감정들을 억제하여, 그 감정들은 억제된 형태로 남아 있기 시작할 것이기 때문이다. 반면에, 그냥 자신의 감정들을 경험하고 자신의 존재를 받아들이면서 감정들을 쾌활하게 처리하는 법을 배우면, 아이는 모든 부정적인 감정적 인상들을 순조롭게 용해시킬 수 있다.

이 나이에는 아이가 부정적인 감정을 표현하지 않는다는 것을 부모는 알아야 한다. 만일 아이가 화를 낸다면, 그것은 오직 자연스러운 욕구가 좌절되었기 때문이다. 아이가 화를 내면서 울거나 때리는 것은 시작된 방해물을 용해시켜 방해물로부터 그들을 해방시켜 준다. 그러나 대부분의 부모는 자신의 감정을 표현하지 않기 때문에, 아이의 감정 표현을 전적으로 받아들이는 것이 어렵다. 그들은 아이가 이것은 하고 저것은 하지 않아야 사랑한다. 그리고 그런 태도는 아이에게 "넌 지금 부족해."라고 말하는 것이나 다름없다.

아이는 사랑을 잃고 싶지 않으므로, 부모의 판단을 받아들여 자신 안에 있는 부모에게 사랑받지 못하는 부분들을 한쪽으로 제쳐 둔다. 이는 멀리까지 미치는 강력한 영향력을 가진다. 그리고 이 위에 부모의 감각적인 자극마저 결여된다면, 감정적인 영역에서 부모에 대한 최초의 신뢰에 결핍이 일어나, 그 결과로 천골 차크라가 차단될 것이다.

이렇게 성장한 사람은 자신의 자연스러운 감정을 받아들이고 표현하는 데 어려움을 가진다. 어떤 것을 느끼기 위해서 그는 거친 감각적 자극을 요구하게 되며, 남들을 자신의 만족에 봉사하는 대상으로 보게 된다.

세 번째 해에 어린 아이는 태양신경총 차크라 에너지와 접촉을 가지게 된다. 감정적인 표현은 더욱 뚜렷해지며, 우리가 두 번째 해에 대해서 말한 것들이 훨씬 더 많이 적용된다. 아이는 이제 개별적인 인격체로서 자신을 시험하고 싶어 하며 그 자신의 영향력을 알게 되기를 원하면서, 무엇이 일어나는지 보기 위해 이따금씩 "싫어."라고 말한다.

아이를 기를 수 있는 유일한 방식이 아이에게 부모의 뜻을 받아들이도록 강요하는 것이라고 생각하여, 부모와 아이 사이에 힘의 싸움이 일어난다면, 이 싸움은 아이의 세 번째 해에 그 첫 정점에 이를 것이다. 만일 아이가 자신의 인격이 사랑받고 수용되고 있다고 느끼지 못한다면 태양신경총 차크라의 에너지가 봉쇄될 것이다. 그렇게 성장하면 그는 그 자신의 인격대로 살고 그 자신의 생각에 따라 삶을 살며 부정적인 경험들로부터 배우고자 하는 자신감과 용기가 부족하게 될 것이다. 대신에 그는 자기 주위의 세계에 맞서거나 통제하려 할 것이다.

이렇게 하면서, 작은 인간의 여행은 다양한 차크라의 에너지를 통해 계속된다. 개별적인 차크라의 묘사와 결합된 표들은 당신 자신의 인생의 길을 회상해 볼 수 있게 할 것이다.

이런 자세한 설명을 읽을 때는 우리가 바로 환생의 환경을 선택한 장본인이라는 것을 언제나 기억해야 한다. 다듬어져 어떤 모양이 되기 위해, 우리 영혼이 완성되기 위해서 필요로 하는 경험들을 모으려 우리는 특정한 부모들과 결합하기로 한 것이다.

우리들 대부분은 필시, 궁극적으로 한계가 있는 아스트랄의 몸의 형태들이 사랑과 지식의 손길 속에서 녹아 버릴 만큼 깊은 이해와 많은 비이기적인 사랑을 소유하고 있는 부모를 만나지는 못할 것이다. 이 모든 것은 우리가 우리 안에 있는 방해물을 없애고, 우리 영혼의 사랑받지 못하고 인정받지 못한 면들을 용해시켜, 이해심이 깊은 사랑을 개발하는 것이 바로 우리가 인생에서 해야 할 과업이자 목적이라는 것을 뜻한다. 우리의 첫 스승인 부모는 무의식적으로 우리의 행동에 반응을 보임으로써, 우리가 우리의 단점들을 고통스럽게 자각하게 하며, 잃어버린 내적인 전체성의 느낌을 회복할 수 있는 길을 찾도록 추진력을 제공해 준다. 나중에 인생에서, 우리가 의도적이지만 무의식적으로 끌어당긴 다른 사람들과 상황들은 이 과업을 대신 떠맡아, 우리가 정신의 어두운 영역들 속으로 넘겨 버린 우리 영혼의 그런 부분들을 위한 거울과 같은 역할을 한다.

다음 장에서는 내적 전체성의 경험으로 되돌아가는 길을 찾도록 도와 줄, 차크라의 방해물을 없애는 수단에 대해 논의할 것이다.

방해물 없애기

차크라를 조화롭고 자유롭게 하는 방법에는 기본적으로 두 가지가 있다. 첫 번째는 차크라를 우리 가까이에서 조화롭게 기능하고 있는 에너지의 진동에 노출시키는 것이다. 그러면 이 에너지 안에서 차크라는 자연스럽게 진동하여 방해물로부터 벗어나게 된다. 그러한 에너지의 진동은 자연의 원소와 풍부한 감정, 순수하고 선명한 색들, 보석, 소리와 에센스 오일에서도 발견할 수 있다. 이런 모든 수단들의 실질적인 적용에 대해서는 이 책의 요법에 관한 장에 서술되어 있다.

그리고 차크라 자체에 존재하는 에너지보다 더 높고 더 순수한 진동수가 차크라 속으로 흘러 들어가면 차크라는 곧 빨리 진동하기 시작하여, 보다 느린 방해물의 진동수는 차례차례로 용해된다. 그러면 새로운 생명 에너지는 에너지 중추들에 의해 흡수되어 방해 없이 미묘한 몸들로 전해질 수 있다. 그것은 마치 상쾌한 미풍이 우리 에너지 체계를 통해 흐르고 있는 것과 같다. 흘러 들어오고 있는 프라나는 에테르의 몸에 에너지를 공급하며 그 에너지는 다시 물리적 몸에 전해진다. 에너지는 아스트랄의 몸과 마음의 몸으로 흘러 들어와 여기서도 방해물들을 용해시키는데, 이것은 이러한 몸들의 진동이 유입되고 있는 에너지의 진동보다 더 느리기 때문이다. 최종적으로는 전체 에너지 체계의 나디들이 생명 에너지로 고동쳐, 몸과 마음 그리고 영혼이 더 높은 수준에서 진동하면서 건강과 기쁨을 발산하기 시작한다.

막힌 에너지가 정화와 순화의 절차로 풀리는 동안, 그 내용물은 다시 한 번 우리 의식 속으로 들어온다. 우리는 처음에 방해를 일으킨 것과 같은 느낌, 곧 우리의 두려움과 분노 그리고 고통을 한 번 더 경험할 수 있다. 신체의 병은 완전히 제거되기 전에 마지막으로 표면에 나타날 수 있다. 이것이 진행되는 동안 우리는 불안정이나 잦은 성냄 또는 극도의 피곤함을 느낄 수도 있다. 통로가 에너지의 흡입을 위해 깨끗해지면 곧 기쁨과 고요 그리고 명료함의 깊은 느낌이 우리 속으로 들어온다.

그러나 많은 사람들은 정화에 필요한 과정을 견뎌 내기 위한 용기를 가지고 있지 않다. 그들은 종종 지식이 부족하여, 되돌아오고 있는 경험들을 퇴보로 해석하기도 한다. 사실, 에너지 체계의 방해물들은 우리가 사랑받지 못하고 억눌린 우리 자신의 부분들을 기꺼이 바라보고 그것들을 우리의 사랑으로 되찾기 위해 우리가 이루어 놓은 발달만큼만 없어질 것이다. 이러한 사실은 차크라를 조화롭고 자유롭게 하는 두 번째 방법으로 우리를 안내한다. 두 번째 방법은 차크라의 직접적인 활성화와 정화를 같이 하는 것으로, 우리의 전체 에너지 체계를 조화시키고 방해물들로부터 차크라를 풀어 주는 별도의 수단이다. 이 방법은 완전한 이완으로 이끌어 주는 내적인 무조건적 수용의 태도를 갖는 것을 목표로 삼고 있다. 이완은 근심, 속박, 방해의 반대 의미로 일종의 치유책이다. 의식적으로나 무의식적으로 우리가 자신 안에 있는 어떤 영역을 부인하는 한, 우리 자신을 판단하고 우리 자신의 어떤 부분들을 비난하고 거부하는 한, 완전한 이완과 방해물의 제거는 어려우며 우리의 긴장 상태는 계속된다.

  이따금씩 우리는 긴장을 풀 수 없다고 말하는 사람들을 만난다. 여가 시간이나 휴가 중에도 이런 사람들은 줄기차게 오락이나 활동을 하며, 행여 그들이 실제로 휴식하는 것처럼 보일지라도 그들의 내적인 대화는 멈추지 않는다. 외부적으로 평온해지면 그들은 곧 내적인 불안을 느낀다. 그러나 이런 사람들에게서는 자가 치유 메커니즘이 매우 적극적이어서 그들의 에너지 체계가 조금만 평온해질 수 있다면 그들의 방해물은 용해되기 시작한다. 그러나 그들은 이 메커니즘을 이해하지 못하므로 부단히 활동 속으로 도망쳐, 차단된 에너지의 해결과 정화 작용을 억누른다.

  어떤 사람들은 아스트랄의 몸의 경험과 직면하는 것을 피하기 위해 마음의 몸 안에 스스로를 고립시킨다. 이런 사람들의 경우에는 모든 경험이 마음을 통해 일어난다. 그들은 분석하고 해석하며 분류하지만 결코 자신들의 존재 전체의 경험 속으로 들어가지는 않는다.

예컨대, 왕왕 우리는 일정한 쿤달리니 요가를 올바른 안내 없이 지나치게 수련함으로써 억지로 차크라를 열기 위해 애를 쓰지만 해당 차크라의 잠재의식 내용에 의해 궁지에 몰리기만 하는 사람들을 만난다. 그리고 이런 내용들을 억지로 되돌려 놓으려다가 새로운 심지어 더 심각한 방해물들이 생기는 사람들을 만난다. 가끔, 영적인 길을 여행하고 있는 사람이 보다 낮은 차크라의 내용이 풀릴 경우, 무의식적으로 자신을 그것과 동일시하지 않으려 하기 때문에 보다 높은 차크라만 활성화시키기도 한다. 그러한 사람은 보다 높은 차크라의 영역으로부터 놀라운 경험들을 얻을 수도 있지만, 깊은 내부에서는 결핍이나 결함을 느낀다. 무조건적인 기쁨, 전체적으로 살아 있는, 생명의 보호를 받는 느낌은 모든 차크라가 같은 정도로 열려 그것들의 진동수가 자신들이 성취할 수 있는 가장 높은 수준에서 진동하고 있을 때만 일어날 수 있다.

무조건적인 수용의 태도는 상당한 정직함과 용기를 요구한다. 여기에서 정직함이란 모든 연약함과 부정적인 특징을 가지고 있는 우리 자신을 기꺼이 보는 것을 의미한다. 용기는 우리가 보는 것을 흔쾌히 받아들이는 것이다. 그것은 예외 없이 모든 것에 "좋아."라고 말할 수 있는 자발성이다.

삶에서 우리는 부모의 사랑을 유지시키기 위해 우리에 대한 그들의 판단을 받아들였으며, 사회나 집단 또는 어떤 이상의 기대에 맞춰 살기 위해 일정한 감정들과 소망들을 억눌러 왔다. 이 모든 것을 포기하는 것은 우리 자신에게만 의지하고 주위 사람들의 사랑과 인정을 잃는 것을 뜻한다. 하지만 우리 안에 있는 에너지가 부정적인 형태의 표현을 하는 것은 오직 거부와 부정적인 행동을 할 때뿐이다. 사랑과 이해로 직면하는 대신 거부하기에, 억눌린 감정들은 '나쁘게' 될 뿐이다. 더 강제로 거부될수록, 아마도 어떤 시점에서 우리가 사랑으로 풀어 줄 때까지 그것들은 더 나빠지고 뒤틀려질 것이다.

모든 감정 뒤에는, 결국에는, 낙원 같은 일체감의 상태인 그 근원을 되찾고자 하는 열망이 있다. 그러나 우리가 사물을 보는 세상의 일반적인 방식에 따라 외적인 현실만을 실재하는 것으로 받아들이자마자, 감지된 육체적인 감각과 이성적인 마음처럼 삶의 모든 것과의 일체감, 합일성에 대한 이 소망은 소유욕으로 변한다. 그러나 물질적인 재화뿐만 아니라 사람이나 지위, 사랑, 인정, 또한 소유하고자 하는 욕망은 언제나 새롭게 좌절되거나 그렇지 않으면 기대한 만큼의 지속적인 충족을 우리에게 제공해 주지 않는다. 이러한 충족은 내적인 합일성을 통해서만 성취될 수 있다.

새로운 실망에 대한 두려움에서 우리는 우리의 에너지를 억제시키며, 그로 인해 에너지 체계가 차단된다. 움직여 올라가는 에너지는 차단으로 왜곡되어 부정적인 감정으로 스스로를 표현하게 되며, 다시 우리는 주위 사람들의 애정을 잃지 않기 위해 빈번히 그 부정적인 감정을 억제하고 억누르기 위해 애쓴다.

우리의 감정에 주의를 집중함으로써 이 인과의 주기를 막을 수 있다. 그러면 바로 그 순간에 감정은 변하기 시작하는데, 그것은 합일성에 대한 갈망 때문이며, 본래의 감정 표현에서 차단된 에너지일 뿐이라는 것을 마침내 인지하게 된다. 변화된 감정은 이제 전체성을 향한 길에서 우리를 도와 주는 힘이 된다. 단순한 예를 들어 보면, 만일 당신이 어떤 사람을 두려워하여 그를 거부한다면, 당신은 결코 그의 존재 전체를 알지 못할 것이다. 그러나 그에게 주의를 주면서 그로 하여금 당신의 무조건적인 사랑을 느끼게 한다면, 그는 점점 당신에게 자신을 열 것이다. 당신이 비난한 그의 부정적인 행위 뒤에는 그 자신의 충족에 대한 좌절된 갈망 외에 아무것도 없다. 당신의 이해는 그가 진정한 충족을 향한 길로 갈 수 있도록 도울 것이다. 이 예에서, 당신의 감정은 그 사람이 겪는 것과 같은 절차를 겪는다.

이 편견 없는 수용의 태도는 보다 높은 참나의 태도에 해당한다. 의식적으로 이러한 수용의 자세를 채택함으로써 우리는 우리 안에 있는 내적인 안내자의 진동 수준에 우리 자신을 맞추어, 완전한 건강과 전체성으로 우리를 이끌어 주는 과업에 우리를 맡길 수 있다.

보다 높은 참나는 우리를 신성한 존재에 연결시켜 주는 우리 영혼의 부분이다. 그것은 시간과 공간에 제한되지 않는다. 그러므로 그것은 우리 자신의 삶뿐만 아니라 우주의 모든 생명에 관한 모든 지식의 저장소에 언제나 접근할 수 있다. 우리 자신을 그 인도에 맡긴다면, 그것은 가장 바르고 가장 직접적인 방식으로 우리를 내적인 합일성으로 이끌어 줄 것이며, 에너지 체계 안에 있는 방해물들은 상상할 수 있는 가장 부드러운 방법으로 용해될 것이다.

　이런 원리들을 이해한다면, 이 책에 서술된 치유법들을 최대의 효과로 적용할 수 있을 것이다. 설사 불쾌하거나 부정적으로 보일지라도, 요법을 실시하는 중에 올라오는 느낌들을 언제나 그냥 흐르도록 놔두라. 그런 경우에는, 그것들에게 편견 없는 주의와 사랑을 주면서 자신의 보다 높은 참나의 치유력에 그것들을 맡겨라.

　이러한 수용의 태도를 수행하도록 당신을 도와 줄 수 있는, 당신의 방해물들을 용해시키고 보다 높은 참나의 자가 치유력이 당신을 도와 줄 명상 형태들이 있다. 개인적인 경험으로 권장할 수 있는 이런 명상 기술 가운데 하나는 약칭 TM으로 불리는 초월명상(Transcendental Meditation)이다. 가장 직접적인 접근 방식을 활용하면서 그것은 아무런 노력이나 집중 없이 우리 의식을 순수한 존재의 경험으로 이끌어 준다. 이 과정에서 차단된 에너지들이 스스로 자유롭게 되므로 고요가 증가되면서 뒤따르게 된다. 해방되는 생각들과 감정들은 거부되지 않고, 증가하는 이완과 기쁨의 느낌으로 대치된다. 이 형태의 명상은 올바르게 이용된다면, 당신의 차크라를 조화롭게 활성화시켜 주고, 에너지 체계에서 방해물을 없애 주며, 전체적인 정신적·영적 잠재력을 실현시키도록 도와 주는 효과적인 도구가 될 것이다. TM은 그러나 자격 있는 교사를 통해서만 배울 수 있다. 다른 형태의 명상도 도중에 도움이 될 수 있다. 그러나 당신이 선택하는 형태의 명상 속에서, 생각과 느낌이 판단되거나 거부되지 않고 필요한 정화 절차의 부분으로 통합되어야 한다는 것을 확실히 알아야 한다. 심지어는 가장 효과적이며 자연스러운 형태의 명상에서도, 당신은 당신이 경험하는 것을 단순히 습관으로 판단할 수도 있으며, 아니면 방해물이 용해될 때 따르는 불쾌한 경험들을 누르고 싶어 할 수도 있다. 만일 이것이 일어난다면 당신의 중립성이 손상될 것이며 명상의 효과가 떨어질 것이다. 제대로 훈련된 교사는 올바른 태도를 되찾을 수 있도록 당신을 도와 줄 수 있다.

스스로를 사랑하고 사랑을 받아들이는 방법을 철저히 배우게 되면, 당신은 당신의 오라를 통해 이런 진동들을 방사하게 되며, 외부 세계로부터 상응하는 경험들을 끌어당기게 된다. 이는 상실을 두려워했던 사랑과 인정을 남들을 통해 실제로 얻는다는 것을 뜻한다. 그들은 이번에는 당신의 방식 때문에 당신을 인정하기 시작하며, 당신 자신이 되고자 하는 용기 때문에 당신을 찬탄할 수도 있다. 진정한 사랑과 합일성은 이런 조건들 아래서만 가능해진다.

이 장의 주제에 관해 마지막으로 한 가지를 언급하고 싶다. 전체적으로 발달을 이루는 도중에 당신은 모든 방해물이 제거되지 않았는데 차크라가 상대적으로 열리는 상황을 경험할 수도 있다. 당신은 그때 당신의 오라로 들어오고 있는 에너지들을 아주 잘 받아들일 수 있지만, 건설적인 에너지들만을 끌어당기는 진동들만 방사할 수 없을뿐더러 당신 주위에 있는 부정적인 진동도 중화시키지 못할 것이다.

만일 이 상태에서 불만족이나 적의 또는 공격적인 진동에 지배되는 긴장된 분위기 속에 있는 자신이 발견되면, 당신의 차크라들은 부정적인 에너지들로 부담을 느끼거나 스스로를 보호하기 위해 위축될 수도 있다. 두 경우 모두 그 결과는 긍정적인 생명 에너지의 불충분한 공급이 될 것이다.

두 사람의 에너지장이 접촉하거나 겹칠 때마다 에너지들의 직접적인 교류와 상호 작용이 일어난다. 원하든 원하지 않든 무의식적으로 우리는 상대방의 에너지 수준을 인식한다. 우리가 자생적으로 누군가를 좋아하거나 싫어할 때 우선적인 이유는 우리가 그의 오라에서 느끼는 에너지 진동의 성질과 관계가 있다. 만일 우리가 두려움이나 불만족 또는 분노를 지각한다면, 이런 진동은 그 사람에 대한 우리의 이미지뿐만 아니라 우리 자신의 에너지 체계에도 영향을 줄 것이다. 당신이 어떤 사람이 있는 곳에서 명백한 이유 없이 긴장이나 불편함을 느끼거나, 당신 내부의 모든 것이 위축되고 있는 느낌을 갖는다면, 그 원인은 그 사람의 오라가 방사하는 진동일 것이다. 반면에, 누군가의 오라 속에서 기쁨과 사랑 그리고 고요함을 지각한다면, 당신은 둘 가운데 어느 한쪽이 말 한 마디 하지 않아도 그 사람이 있는 곳에서 아주 편안함을 느낄 것이다.

공통적인 목표를 위해 함께 모인 사람들의 집단적인 오라는 그 단체의 모든 구성원이 휩쓸리게 되는 강력한 영향력을 발전시킬 수 있다. 운동 경기 때 관중들에게서 발견하는 공통적인 느낌이 그 좋은 예이다. 그리고 한 단체의 사람들이 기도나 명상을 위해 모일 때, 개별적인 구성원들은 훨씬 더 높은 의식 수준으로 상승될 수 있다.

물질 또한 진동을 저장할 수 있기 때문에 장소들도 그 나름대로의 오라를 가지고 있다. 이는 밀폐된 지역에서 특히 높게 발생한다. 어린이들과의 접촉에 적용되기 때문에 이런 상호 관계들을 이해하는 것은 아주 중요하다고 우리는 믿고 있다. 어린아이의 에너지 체계는 모든 종류의 에너지 진동을 완벽하게 잘 받아들인다. 어린이들은 애정 깃든 모든 생각과 기쁨의 느낌들에 특히 민감하지만, 자신 주위에 있는 긴장과 분쟁 그리고 공격성에도 예민하다. 부모나 그 밖의 신뢰하는 성인의 육체적인 현존은, 쇼핑하고 있을 때처럼, 아이가 수많은 생소한 진동에 노출되어 있을 때 귀중한 보호 역할을 한다. 성인의 오라는 해로운 진동으로부터 아이를 막아 주는 방패로 작용할 것이다. 이는 어린이들을 유모차에 태우지 않고 안는 것이 왜 더 바람직한지에 대한 또 다른 이유이다.

성인으로서 우리는 어린이들의 차크라뿐만 아니라 우리 자신의 차크라도 이완, 개방시키기 위해 많은 것을 할 수 있다. 근본적으로 우리는 자신의 에너지 방사와 같은 진동과 상황들을 끌어당기는데도 불구하고, 삶의 외적인 상황을 결정함에 있어 어느 정도 자신의 의지를 가할 수 있다. 예를 들어, 우리는 사랑과 기쁨의 분위기를 발생시키는 활동에 참여할 수 있다. 우리는 우리를 상승시켜 주는 긍정적인 에너지를 발산하는 장소들로 갈 수 있으며 그러한 곳으로 이사를 갈 수도 있다. 유쾌한 빛깔과 꽃, 향기, 이완시켜 주는 음악은 조화롭고 긍정적인 분위기를 일으킨다. 어떤 TV 프로그램, 어떤 대화, 어떤 활동을 집에서 누구와 함께 할 것인지를 결정함으로써 우리는 존재하는 모든 사람의 에너지 체계가 이완되고 쇄신될 수 있게 분위기를 창조할 수 있다.

당신의 내적인 영역을 위해서도, 특히 환경에서 오는 바람직하지 못한 영향력들로부터 당신 자신을 보호하기 위해 할 수 있는 많은 것들이 있다. 그러므로 특정한 방법의 치료를 할 때는 가슴 차크라의 열림에 특별한 주의를 기울이도록 우리는 권장하는데, 당신에게서 방사되어 나가는 사랑이 모든 부정적인 진동을 중화시키거나 변형시킬 수 있기 때문이다. 다른 능력들과 더불어 당신의 사랑을 펼칠 수 있는 능력은 특별한 도전을 의미한다.

더욱이, 가슴 차크라의 개발은 다른 사람들의 긍정적인 측면들을 점점 더 많이 자각하고 인정하게 만들어 주면서 저절로 이런 진동만을 당신에게 들어가게 해 줄 것이다. 당신의 인정으로 이런 특질들은 다른 사람에게도 동시에 강화되고 활력을 불어넣어, 모든 만남은 서로에게 이익이 될 것이다.

적극적으로 방사되고 있는 진동은 모든 경우에 있어서 좋은 보호물이 될 것이다. 있는 그대로의 자신을 받아들이고 숨김없이 에너지를 방사하는 법을 배우자마자, 환경에서 오는 부정적인 진동은 더 이상 당신의 오라에 침투하지 못할 것이다. 당신이 자신 안에서 완벽하게 고요히 이완되어 있으면, 외부의 긴장이 안에서 세력을 떨치지도 않을 것이며 당신을 붙잡거나 당신에게 부정적인 영향을 주지도 못할 것이다. 물론, 우리는 이런 능력들이 꽤 진보된 단계를 요구한다는 것을 알고 있다. 그러므로 바람직하지 못한 영향으로부터 자신을 보호하거나 부정적인 에너지에 맞서 자신을 방어하기 위해 당신이 이용할 수 있는 몇 가지 간단한 방법을 추가하고자 한다.

만일 주어진 상황에서 자신을 보호하거나 당신 자신의 영향력을 증가시키고 싶다면, 왕관 차크라를 통해 당신의 몸 속으로 빛을 끌어당기고 있는 자신을 상상하라. 그리고 다시 상상력을 이용하여, 태양 신경총 차크라를 통해 그 빛을 방사하며, 그로써, 모든 부정적인 영향력을 비추어 용해시키는 보호적인 빛의 보자기로 자신의 몸을 감싸고 있는 당신 자신을 상상하라. 그 빛이 폭포처럼 힘차게 태양신경총 차크라에서 방사되어 나가면서 모든 부정적인 진동을 쓸어 버린다고 상상하라.

에센스 오일도 효과적인 형태의 보호물이며, 이 목적을 위해서는 그것을 직접 차크라에 발라야 한다. 그것은 당신의 오라를 순수한 복사 에너지로 채워, 외부로부터 당신의 오라로 들어가고 있는 긴장이나 조화롭지 않은 영향력들을 중화시킬 것이다.

만일 몸에 수정을 지닌다면, 그것은 당신의 오라와 그 보호막의 빛의 특질을 더욱 강화시켜 줄 것이다. 수정과 에센스 오일의 효과는 서로를 아주 잘 보강시켜 준다.

비단 속옷도 보호물로 사용되는데, 특히 아동들과 아장아장 기는 유아들을 위해 좋다. 어떤 시간에든 갑작스러운 공포나 충격 또는 분노로 매우 혼란스러워진 자신을 발견한다면, 당신 자신에게서 축적된 이 에너지를 즉시 없애게 해 줄 또 다른 효과적인 방법을 권장하고 싶다. 두 발을 조금 벌리고 서서 5, 6초 동안, 할 수 있는 만큼 세게 근육을 바짝 긴장시켜라. 만일 혼자 있다면 가능한 한 크게 소리를 지르고, 혼자가 아니라면 단숨에 허파의 공기를 비워라. 기분이 더 좋아질 때까지 이 수련을 되풀이하라. 그것은 에너지 체계가 갑작스러운 경험에 대처하지 못해서 생긴 방해물을 느슨하게 해 줄 것이다. 기분이 좋아지면, 긴장을 풀어 주는 깊은 잠에서 막 깨어난 것처럼, 몸을 쭉 뻗고 싶어질 수도 있다. 어떤 사람들에게서는 근육 긴장의 현상이 명상 중에 자발적으로 일어날 것이며, 그리고 그때는 그것이 그들의 방해물을 이완시키기 위해 애쓰고 있었던 몸의 부분들에서 일어난다는 것은 흥미롭다. 이는 이 수련의 유용성과 효과성을 분명하게 나타내는 표시이다.

어느 차크라가 차단되었는가를
아는 방법

    이 책은 차크라의 조화와 개방을 위해 많은 방법들을 제공하고 있다. 당신은 자신의 차크라가 차단되었는지, 균형을 잃었는지, 만일 그렇다면 어떤 차크라가 그러한지를 알고 싶을 것이다. 특별한 정보 없이, 당신은 여기에 설명되어 있는 모든 치유 방법들을 단순히 차크라를 조화시키기 위해, 강력하게 권장되어야 하는 전체론적인 치유 방법을 적용할 수 있다. 그러나 만일 두 개의 차크라가 나머지 다른 차크라보다 더 많이 치유되어야 할 필요가 있다면, 당신은 그에 따라 요구되는 주의를 그것들에게 기울일 수 있을 것이다.
    자신의 차크라 상태들을 자각하는 것도 자신을 더 잘 알게 되기 위한 커다란 기회가 된다. 여기엔 남들이 아닌 당신이 중요한 당사자라는 것을 기억하라. 물론, 당신은 자신이 경험하고 있는 것을 다른 사람들에게 말할 수 있지만, 요는, 어느 누구를 '바꾸는' 것이 아니라 오히려 우리 자신을 알고 해방시키는 것, 그리고 그 다음에 가능하다면, 같은 길 위에 있는 다른 사람을 애정을 가지고 자기인식으로 이끌어 주는 것이다.

차크라의 상태를 진단할 수 있는 방법에는 여러 가지가 있다. 하나만 이용해도, 그것이 당신 자신과 남들의 차크라 체계를 효과적으로 진단하기 위해 당신이 필요로 하는 모든 것이 될 수도 있다.

1. 각 차크라에 대한 서술과 더불어 이 책은 당신의 차크라 가운데 어느 것이 조화로운 상태에 있는지, 어느 것이 조화가 깨졌는지, 제대로 작용하고 있지 않은지를 결정할 수 있는 지식을 제공해 준다. 이런 판단 기준은 자신의 문제 영역들을 신속히 결정할 수 있게 해 줄 것이다. 이 정보를 기술하면서 우리는 일정한 경향들을 알아차리는 것이 더 쉬워지기를 바라면서, 과장이라고 말해도 좋을 정도로 차크라 기능 장애의 영향을 의도적으로 상세히 설명했다. 이런 구절들을 읽는 동안, 모든 사람이 같은 식으로 영향 받지는 않을 것이라는 것도 명심해야 한다. 하지만 교재의 어떤 부분들은 깊은 인상을 심어 주거나 때로는 당신이 공격당하고 있다고 느끼게까지 만들 수도 있다. 이는 사실상 우리의 의도가 아니다. 우리가 하고자 하는 모든 것은 적용될 수 있는 곳에서 당신 자신을 분명히 보고 당신 자신을 알아차리도록 도와 주는 것이다. 만일 서술된 내용 가운데 어떤 것이 당신에게 적용되는 것처럼 보인다면, 그곳에서 멈추고 생각해야 한다. 그리고 그러한 서술을 비난으로 보지 말기 바란다. 당신의 기분을 상하게 하기 위한 것이 아니라 단지 자각할 수 있도록 도와 주는

것이 우리의 의도이지만, 자기인식이 언제나 유쾌하지만은 않다는 것을 기억해야 한다. 그렇지만 우리는 당신의 보다 어두운 측면들이 밝혀지기를 원하는데, 왜냐하면 그것이 해방이 될 수 있는 유일한 길이며 스스로를 알아가는 이 길은 분명한 가치가 있는 길이기 때문이다. 그 외에도, 그것은 당신 스스로 차크라를 조화시키고 치료하기 위한 많은 방법을 수반하고 있다.

2. 차크라를 분석하는 또 다른 방법은 예사롭지 않은 스트레스나 충격의 상황 속에서 어떤 차크라가 눈에 띄게 반응하는지 민감하게 관찰하는 것이다. 어떤 어려운 상황들이 일어날 때, 당신은 자신 안에 있는 똑같은 불평거리들을 알아차릴 것이다. 예를 들어, 뿌리 차크라가 충분히 작용하고 있지 않다면, 당신은 자신의 토대가 느슨하다는 느낌, 또는 무거운 압력을 받거나 심지어 설사로 고생할 수 있으며 바닥부터 흔들리고 있다는 느낌을 가질 수도 있다. 반면에, 만일 뿌리 차크라가 과잉 작용하고 있다면, 당신은 비슷한 상황들 속에서 분노하거나 공격적이 될 수 있다. 두 번째 차크라가 잘 기능하지 못할 경우, 근심이 있을 때 당신의 느낌들에 방해를 받기도 할 것이며, 차크라의 과잉 작용은 필시 갑자기 눈물을 쏟게 만들거나 걷잡을 수 없는 느낌으로 반응하게 할 것이다. 세 번째 차크라에서 손상된 작용은 압력을 받을 경우 위장에서 역겨운 느낌을 느끼거나 스스로 어쩔 수 없는 신경질의 형태로 나타날 수 있는데, 이때 당신은 무력감을 느끼는 한편, 과잉 작용은 신경질적인 흥분, 그리고 과다 활동을 통해 주어진 상황을 통제하고자 하는 시도로 나타날 수 있을 것이다. 어떤 상황으

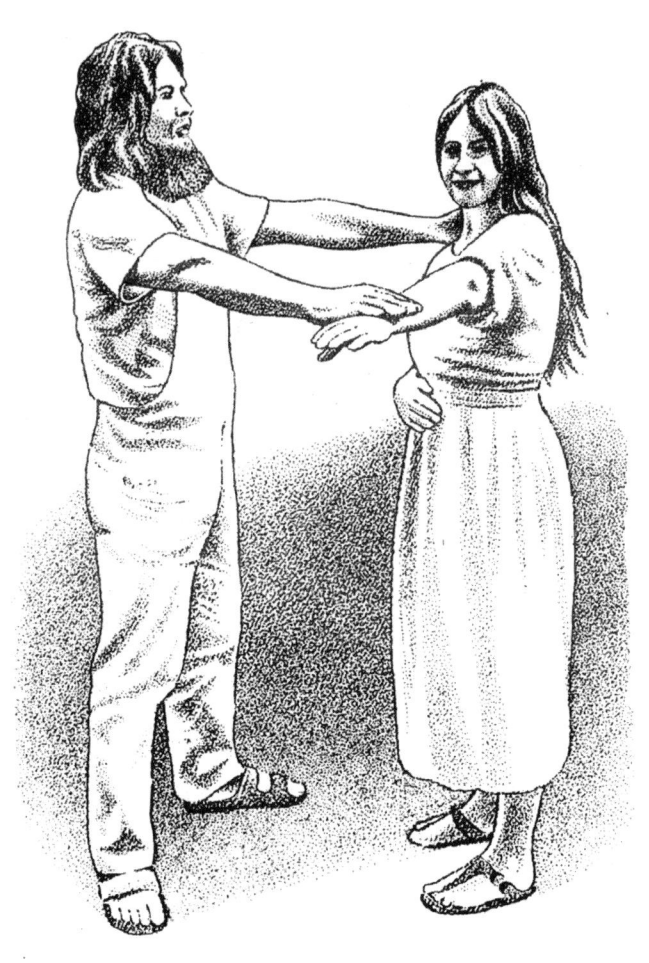

운동 역학적(Kinesiological) 근육 테스트

로 인해 심장이 '멎을 것 같다'고 느낄 때, 가슴 차크라의 작용은 쉽게 손상된다. 스트레스 상황 속에서 당신의 맥박이 마구 뛴다면, 그 이유는 가슴 차크라의 전반적인 기능 장애일 수도 있다. 목구멍 차크라의 활동 과소는 당신에게 목구멍의 '종기'와 전반적인 갑갑한 느낌을 주거나, 말을 더듬게 하거나, 아니면 목에서 시작하여 머리를 떨게 할 수도 있으며, 과다한 활동은 당신으로 하여금 생각 없는 말을 마구 퍼부어 댐으로써 상황을 지키려 하도록 만들 수도 있다. 스트레스나 충격적인 상황 아래서 분명하게 생각하지 못하는 것은 결국엔 내적인 눈 차크라의 작용 부실을 나타내며, 그것의 과잉 작용은 종종 두통의 형태로 나타나기도 한다.

이런 종류의 반응은 언제나 우리 에너지 체계의 약화된 지점에서 일어난다. 자세히 관찰해 보면 그 이치를 깨닫는 데 도움이 될 것이다.

3. 어느 차크라가 차단되었는지 결정하기 위해서는 몸의 겉모습과 신체 언어를 이용할 수도 있다. 우리 몸은 다만 미묘한 에너지 체계들의 전형적인 거울에 반영된 상(鏡像, mirror image)일 뿐이다. 비정상적인 신체적 특징들이 나타날 때마다, 그것이 굽거나 뒤틀린다거나 혹은 긴장 · 쇠약함 등의 형태라 할지라도, 우리는 신체적 비정상 형태가 나타나는 몸의 부분과 해당 차크라를 관련시킬 수 있다. 이것은 겉모습에서 차이를 나타내며 그 차이는 정신적 상태를 알 수 있게 해 준다. 어떤 사람에 대한 우리의 생각은 종종 차크라의 상황으로 전환시켜, 그 사람에 대한 유용한 정보를 제공받을 수 있다. 우리는 해롭게도 하부에 있는 모든 에너지를 몸의 상부로 끌어당겨 형태상

하부가 약한 사람들을 만날 수 있다. 어떤 사람들에게서는 정확히 그 반대 현상을 발견할 수도 있으며, 또 어떤 사람들은 전체가 모두 쇠약해 보이거나 강해 보이는 사람을 만나기도 한다. 이러한 것을 생각하면서 거울이나 사진 속의 자신을 의식적으로 잘 바라보면 자신의 상태를 잘 알 수 있다. 인간의 목소리는 종종 한 사람의 목구멍 차크라 상태의 중요한 지표이기도 하다.

이뿐만 아니라, 만일 만성이거나 급성의 증상들을 살펴보면, 어떤 차크라가 영양 결핍으로 시달렸는지 곧 알 수 있으며, 그에 따라 그 차크라를 치료해 나갈 수 있다.

개별적 차크라에 관한 장들은 차크라 사이의 관련성, 몸의 기관들과 몸의 영역들에 관한 모든 상세한 내용을 포함하고 있다. 이 정보를 이용해서, 기능 장애가 어디에 국한되어 있는지 판단하여 원하는 치유법으로 기능 장애를 바로잡을 수 있다.

4. 네 번째 가능성으로는 많은 치유사들과 비전문가들이 가장 많이 이용하는 특별한 시험 방법을 언급하고 싶다. 그것은 '운동 역학 테스트'[6]로 알려져 있으며 '건강을 위한 접촉(Touch for Health)'의 방법으로 개발된 것이다. 그것을 자신에게 엄밀히 시험해 보려면 누군가의 도움이 필요하다.

테스트는 다음과 같이 행해진다. 당신의 오른쪽 손을 당신 몸의 한 차크라 위에 놓고 동시에 왼쪽 팔을 몸과 직각이 되게 뻗는다. 당신을 테스트하고 있는 다른 사람이 이제 "버티세요."라고 명령을 내리면, 당신이 원래의 자세대로 팔을 유지하려 하는 동안 파트너가 손목 부위에 압력을 가함으로써 그것을 눌러 내리려고 한다. 차크라가 조화롭게 순탄하게 작용하고 있다면, 뻗은 팔은 분명하게 느껴지는 강한 저항을 보일 것이다. 그러나 테스트 받고 있는 차크라가 차단된 경우는 저항의 부족으로 쉽게 내려갈 것이다.

 이 방법을 이용해서 뿌리 중추로부터 왕관 중추까지의 모든 차크라를 시험하여, 각 차크라의 활동 상태에 대한 분명한 상황을 파악할 수 있다. 팔이 약하게 반응할 경우는 이 팔 테스트가 언제나 해당 차크라의 동요를 암시할 것이다. 일어났을지도 모르는 변화를 결정하기 위해서는 뒤에 테스트를 되풀이할 수 있다. 차크라 체계에 동요가 없으면, 팔 테스트는 일곱 가지 모든 경우에 '강함'이 될 것이며, 팔을 내리누르려는 시도에 분명한 저항을 할 것이다. 팔의 피로를 피하기 위해 각 차크라를 테스트하는 사이사이에 휴식을 취하는 것이 필요하다.

 특별히 고안된 운동 역학 계량기로 측정하면 '강한' 등급은 약 44파운드의 압력이 있어야 팔을 내리누를 수 있는 반면에, 약한 팔은 약 18파운드의 압력이면 통상적으로 팔을 내리누를 수 있다. 여기서 중요한 요소는 물론 테스트를 하는 사람의 체력이다. 그러나 테스트를 받고 있는 사람의 육체적인 특징이나 신체적인 강인함에 관계없이 양쪽 파트너는 '강한' 팔과 '약한' 팔의 차이를 분명하게 구별할 수 있을 것이다.

 테스트의 한 변형은 오른손의 엄지와 검지 끝을 붙여 힘을 주고 왼손으로는 테스트할 차크라를 덮는 것이다. 일단 명령이 떨어지면 테스트를 할 파트너가 엄지와 검지를 당겨 떨어뜨리기를 시도한다. 이것이 어렵다는 것이 입증될 경우에는 해당 차크라가 건전하지만, 저항이 약할 경우에는 그 차크라가 어떤 식으로든 동요되어 있는 것이므로 주의를 필요로 한다.

우리는 이 테스트를 자신들에게 적용하는 사람들을 여러 번 만나 보았다. 마음속으로 해당 차크라에 집중한 채 그들은 한 손의 엄지와 검지의 끝을 붙여 힘을 주고 다른 손으로 그것을 당겨 떨어뜨리기를 시도한다. 이런 형태의 테스트도 어느 차크라가 제대로 작용하지 않는지 분명하게 보여 준다. 만일 엄지와 검지가 쉽게 떨어진다면, 상태가 '약한' 것으로 여겨지며 그 특정한 차크라는 동요되어 있는 것이다. 엄지와 검지가 떨어지지 않으면, 그 차크라의 상태는 '강한' 것으로 건강하다. 물론, 신뢰할 만한 결과에 이르기 위해서는 이런 운동 역학 테스트를 위한 일정한 양의 연습이 필요하다. 그러나 그 방법들이 탁월하므로 어떤 차크라가 조화를 필요로 하는지 정확하게 알 수 있다.

5. 차크라의 상태를 평가하기 위한 또 다른 방법을 우리는 '내면 바라보기'라고 부른다. 많은 사람들에게 이 방법은 자신들의 에너지 체계와 접촉할 수 있는 가장 단순하면서도 빠른 방식이다.

우리는 몇 분 동안 명상적인 고요함의 상태로 들어가고 나서 '내적인 눈'으로 각각의 개별적인 차크라의 상태를 파악하려고 한다. 여기서 다시 제1차크라부터 시작하여 체계적으로 차크라 하나하나를 거쳐 나간다. 이것을 하면서 많은 사람들은 자신들의 차크라가 어떤 상태에 있는지를 빛깔의 변화로써 알 수 있다. (다양한 빛깔의 의미는 개별 차크라에 대한 상세한 서술에 포함되어 있다. 이런 빛깔들과 다른 빛깔들은 어떤 징후로 여겨야 한다.) 어떤 사람들은 이것을 하는 동안 어떤 모양을 보기도 한다. 이런 경우에는 그 모양이 둥글며 조화롭게 균형 잡혀 있는지, 아니면 톱니 모양이나 그 밖의 어떤 변화를 보이고 있는지 지켜보라. 또 어떤 사람들은 차크라의 크기나 빛의 선명도로 그 상태를 알아보기도 한다. 빈번하게는 이런 다양한 표현들이 결합되어 인식되기도 할 것이다. 차크라를 평가하는 이런 모든 방법과 판단 기준은 일정한 양의 자기경험을 요구하므로 신뢰할 만하며 납득 가능한 결과를 산출하기 위해서는 되풀이해서 연습할 필요가 있다.

6. 점점 더 많은 사람들이 손으로 자신들의 미묘한 몸에 대해 '느낌'으로써 자신들의 에너지 상황을 평가할 수 있는 능력을 개발하고 있다. 이는 종종 '촉감 투시'로 일컬어지기도 한다. 이 방법은 차크라가 자리하고 있는 자신의 에테르 몸이나 또 다른 사람의 에테르 몸의 에너지 막을 만날 때 일정한 저항을 느끼게 해 줄 수 있다. 이 저항은 물 속에서 이루어지는 움직임과 같은 느낌이다. 당신은 아마 구멍과 혹뿐만 아니라 일정한 울퉁불퉁함도 탐지할 수 있을 것이다. 우리는 몸에 일어나는 변화를 알기 위해 직접 손으로 우리 자신의 몸이나 다른 사람의 몸 또는 동식물에 접근할 수 있다. 분명한 결과를 얻고자 할 경우에는 되풀이되는 연습이 필수적이다. 우리는 이것을 배울 수 있는 워크숍에 참여할 것을 권한다.

7. 차크라를 평가할 수 있는 가장 직접적인 방식은 오라를 볼 수 있는 능력을 이용하는 것이지만 아주 적은 사람들만이 이 재능을 소유하고 있다. 이 재능이 있으면 '보는 자'는 자신과 다른 사람들에게 일어나고 있는 오라의 활동적인 상황과 진행에 직접 접근할 수 있다. 차크라를 보는 것은 일어나고 있는 영적·정신적·육체적 관계들을 인지하고 평가하는 것을 가능하게 해 준다. 만일 당신이 이런 재능을 가질 은총을 받았다면, 보이는 것을 제대로 해석하는 것이 매우 중요하며, 이는 많은 훈련과 경험 그리고 제대로 관찰할 수 있는 능력을 요구한다. 세미나뿐만 아니라 이 주제에 관한 문헌을 통해서도 많은 것을 배울 수 있다.

오라를 볼 수 있는 재능을 가지고 있는지 그렇지 않은지 확신할 수 없다면 다음과 같이 자신을 시험할 수 있다. 빛이 철저히 차단된 방 안에 앉는다. (이것이 어떤 종류의 밀폐된 공간인지는 중요하지 않다. 예를 들어, 보도(Bodo)는 방공호 속에서 자신을 실험했다. 중요한 것은 빛이 전혀 들어오지 않아야 한다는 것이다.) 침묵 속에서 5, 6분을 보내는 것으로 시작한다. 첫 테스트 대상으로는 당신 가까이 놓았거나 당신의 손 안에 있는 몇 개의 수정 광채만으로 충분하다. 만일 그 수정의 광채에서, 특히 수정의 광채들이 좌우로 움직일 때, 방사되고 있는 어떤 미묘한 에너지 발산을 감지할 수 있다면, 당신은 시각적인 투시를 할 수 있는 능력을 가지고 있는 것이다. 그러나 즉각적인 결과를 경험하지 못한다 해도 바로 포기하지 말라. 어떤 경우에는 이런 능력을 위해서 훈련을 받을 필요가 있다. 자신을 테스트하는 동안 억지로 시도하거나 긴장하지 말고, 노력하지 말고 상황이 일어나도록 해야 한다. 만일 어떤 사람의 에너지의 몸을 보고 싶다면, 가능하다면 그를 어두운 배경 앞에 앉거나 서게 하는 것이 좋다. 그 다음에 5, 6m 떨어진 곳에서 그 사람의 약간 위나 옆을 보는데, 여기가 에너지의 원 곧 오라가 있는 곳이기 때문이다. 최상의 결과는 명상적인 상태에서 이루어진다. 여유를 가져라. 아마 당신이 감지할 첫 번째 것은 강렬한 에너지 덮개 같은, 육체 주위의 에테르의 몸일 것이다. 필요한 수련을 하고 나면 당신은 아스트랄의 몸 빛깔과 모양을 구분할 수 있을 것이다. 미묘한 에너지는 가물거리는 반투명한 성질을 가지고 있으며 부단히 움직이므로 움직임이 없는 형태의 빛깔이 보이기를 기대하지 말라. 이런 에너지 체계 안에 있는 조화로운 모양과 빛깔들은 조화로운 사람을 의미하는 반면, 뒤섞인 빛깔과 균형이 잡히지 않은 모양들은 그 사람의 문제 영역들을 가리킨다는 것을 기본적으로 말할 수 있다.

만일 당신 자신의 오라를 감지해 보고 싶다면, 충분한 크기의 거울 앞에서 이 방법을 꼼꼼히 해 보라. 대부분의 사람들은 처음에는 다른 사람이 발산하는 에너지를 더 쉽게 찾는다는 것을 알 수 있게 된다.

덧붙이자면, 사방의 빛을 차단해 주는 짙은 보라색 렌즈의 특별한 오라 안경을 구할 수 있다. 이 안경은 보조 도구로, 모든 이용자가 저절로 미묘한 수준들에 접근할 수 있게 해 주지는 않지만, 처음에는 실제적인 도움이 된다. 특히 야외에서 우리는 그것으로 아주 좋은 경험을 가졌다.

오늘날 더욱더 많은 사람들이 수백 km 떨어진 곳에서 해당인의 차크라와 에너지 몸을 측정 · 평가하는 것을 발견할 수 있다. 일반적으로 이는 조언을 구하고 있는 사람의 사진을 이용하거나 전화로도 이루어진다. 대부분의 사람들이 그러한 방법들을 아주 믿을 만한 것으로 보지는 않지만, 우리는 그러한 것을 많이 목격했으며 우리 스스로가 빈번히 개입된 적도 있다.

만일 그러한 비범한 현상들을 받아들이기에 어려움을 가지고 있다면, 오늘날 라디오와 TV가 할 수 있는 것을 숙고해 보기 바란다. 라디오와 TV는 말과 그림이 눈에 보이지 않지만 아주 멀리 전송된다. 실제로, 무선 정보 전송을 포함하여 기술에서 이루어진 모든 진보는 자연스러운 현상으로 존재하고 있는 것이다.

만일 수긍할 수 없다면 일정한 방법들과 가능성들을 믿지 않아도 좋다. 그러나 우리는 나름대로 차크라의 평가를 위해 많은 다른 방법들을 열거했다.

8. 다른 사람의 차크라 작용을 인지할 수 있는 또 다른 방식은 도움을 구하고 있는 사람이 경험하고 느끼는 모든 것을 자신의 차크라에서 느낄 수 있는 능력이다. 이러기 위해서는 요법사가 환자의 에너지 몸에 파장을 맞추어야 한다. 분명한 진단에 이르기 위해 우리는 이 방법을 사용하는 여러 요법사들을 알고 있지만, 그들 가운데 많은 사람들이 나중에 도움을 받아야 할 사람으로 느껴졌다. 그러므로 이것은 전적으로 권할 만한 방법은 아니라고 생각한다.

9. 많은 전통적인 동양의 교재에는 차크라의 잠재적인 작용을 위한 다양한 특징들이 나와 있다. 특히 수면 습관에 대한 분석은 흥미

롭다.

 만일 어떤 사람이 무엇보다도 우선적으로 첫 번째 차크라에 산다면, 10시간에서 12시간에 이르는 잠에 대한 큰 욕구가 일어날 것이며, 좋아하는 수면 자세는 엎드리는 자세일 것이다. 태아기의 자세로 8-10시간의 수면을 필요로 하는 사람들은 대부분 두 번째 차크라를 통해서 산다. 세 번째 차크라를 통해 삶을 영위하는 우리 같은 사람들은 누워서 자는 것을 선호하며 7-8시간의 수면을 필요로 한다. 네 번째 차크라가 지배적으로 개발된 사람은 보통 왼쪽 옆으로 누워 휴식을 취하려 하며 하루에 5-6시간의 수면만을 필요로 한다. 다섯 번째 차크라가 열려 지배적일 경우에는 매일 밤 4-5시간의 수면이 요구되며 오른쪽과 왼쪽 옆으로 번갈아 누우면서 휴식을 취한다. 여섯 번째 차크라가 열려 활동적이며 지배적인 사람은 수면과 깨어 있는 수면 사이에서 약 4시간만을 보낼 것이다. 깨어 있는 수면은 몸이 자는 동안에도 내적인 의식이 유지되어 있는 상태이다. 그것은 일곱 번째 차크라가 열려 있을 때 기대할 수 있는 유형의 휴식이다. 완전히 깨달은 사람은 통상적인 의미에서는 더 이상 자지 않고 다만 몸에 휴식을 제공해 줄 뿐이다.

 이런 특징들은 차크라의 작용을 평가할 수 있는 부가적인 방법이다.

 여기에 서술된 방법들 외에 과학이라고 할 수도, 아니라고 할 수도 있는 분야에서 발생하고 있는 많은 기술적인 방법들이 있다. 이에는 추, 수맥탐사봉, 키를리언 사진(Kirlian photograph) 등이 포함되는데, 이런 것들은 차크라 분석을 위해 일부 요법사들에 의해 이용되고 있다. 수맥탐사봉 중에 '바이오텐서(Biotensor)'[7]라고도 하는 추막대(pendulum rod)는 특히 적합하다. 이 도구를 이용하면 차크라의 상태를 정의하는 것이 상대적으로 쉬워지며, 추도 유효하게 사용된다. 안정된 차크라는 추가 보다 큰 원을 그리고, 동요된 차크라는 보다 작은 원으로 움직이거나 심지어 추나 막대가 정지된다. 물론, 결과를 분명하게 알기 위해서는 이 분야에서의 연습이 요구된다.

키를리언 사진술은, 예컨대, 몸의 여러 부분에서 방출되는 강력한 에너지가 사진으로 기록되어 색으로 나타나는 특별한 기술이다. 키를리언 사진술을 바탕으로 비의료 종사자인 피터 맨델(Peter Mandel)이 개발한 효과적인 '터미널 포인트 진단(terminal point diagnosis)'에 현재 많은 관심이 쏠리고 있다.[8] 수많은 의학 전문인들과 비의료 종사자들은 이미 이 바이오 에너제틱(bio-energetic) 진단 방법을 사용하고 있다.

일본에서는 미묘한 수준을 진단하기 위한 고도의 정밀한 전자 시스템들이 이용되고 있지만, 우리는 자연이 우리에게 제공해 준 방법과 수단을 이용하는 것에 더 많은 관심이 있기에 여기서는 이런 기술 장치들에 대해 간단히 언급하였다.

마지막으로, 여기에 서술된 차크라 평가 방법 가운데 하나만을 이용해도 당신이 필요로 하는 모든 것을 얻을 수 있다. 한 번에 여러 가지를 손대는 것보다 한 가지 기술을 철저하게 섭렵하는 것이 종종 더 좋을 수 있다. 그러므로 이 책에 담겨 있는 지식들을 성공적으로 실행해 보기를 바란다.

성적 욕구와 차크라

인간의 성욕은 하나의 표현 수단이며, 우주 곳곳에 있는 모든 수준의 생명들에게 줄기차게 일어나고 있는 영원한 창조 행위이다. 창조의 순간에 단일성은 복수성이 되며, 무형의 존재는 처음으로 스스로를 두 가지 근본적인 형태의 에너지, 곧 창조력이 풍부한 남성 에너지와 수용적인 여성 에너지로 나누어진다. 수천 년 전에 중국인들은 이 태초의 에너지를 음과 양이라 이름 붙였다. 여성적인 음은 남성적인 양의 씨앗에 의해 끊임없이 수태되어 모든 무수한 생명의 형태를 잉태한다.

육체적인 인간의 수준에서 이 세력들의 상호 작용은 성욕으로 나타난다. 그것을 통해 인간은 전체로서의 생명의 영원한 창조 행위와 연결되며, 그가 경험할 수도 있는 무아경은 창조의 지복을 반영한다.

전체 우주 안에서 음과 양의 에너지는 극성으로 스스로를 표명한다. 존재하기 위해 모든 것은 자신의 상대 또는 상대적인 요소를 가지고 있다. 모든 요소는 존재하기 위해서 자신의 상대적 요소에 의존하며, 만일 이 극성의 한 면이 존재하기를 그친다면 그 상대도 더 이상 존재하지 않는다. 이 근본적인 규칙은 모든 것에 적용될 수 있다. 우리는 들이쉴 경우에만 내쉴 수 있으며, 만일 한쪽이 멈추면 다른 쪽도 중지된다. 내부적인 것은 외부적인 것을 일으키며, 밝은 낮을 발생시키고, 빛은 그림자를 일으키며, 탄생은 죽음으로 이어지고, 여성은 남성으로 통하니, 이로써 주어진 두 가지 극성들은 언제나 교체될 수 있다. 완성되기 위해 모든 것은 그 상대적 요소를 가져야 한다.

음과 양은 모든 생명의 율동적인 움직임을 선명하게 상징한다. 음은 전체 중에서 여성적·팽창적·감정적·수동적·무의식적인 부분을 나타내는 반면에, 양은 남성적·수축적·적극적·의식적인 측면을 표현한다. 그러나 이는 결코 한쪽이나 다른 쪽이 더 많은 가치를 가진다는 것은 아니다.

우리 주위에 있는 현존하는 우주의 균형은 양극성의 짝들(요소와 상대적 요소들)의 상호 작용의 결과이다. 우주의 모든 것은 계속적인 움직임 속에 있으므로, 음과 양도 그 해당되는 상대적 요소들 속에서 각각 잠재적으로 존재한다. 이는 검은색의 음의 형상에 있는 흰 점과 흰색의 양의 형상에 있는 검은 점으로 상징된다. 각각의 두 극은 이미 자신의 상대적 요소의 씨앗을 포함하고 있으므로, 하나의 극성이 다른 것으로 변형되는 것은 시간문제일 뿐이다. 원자의 수준과 같은 것들은 이 변형이 찰나에 일어나는 반면에, 인간의 수준에서 남성과

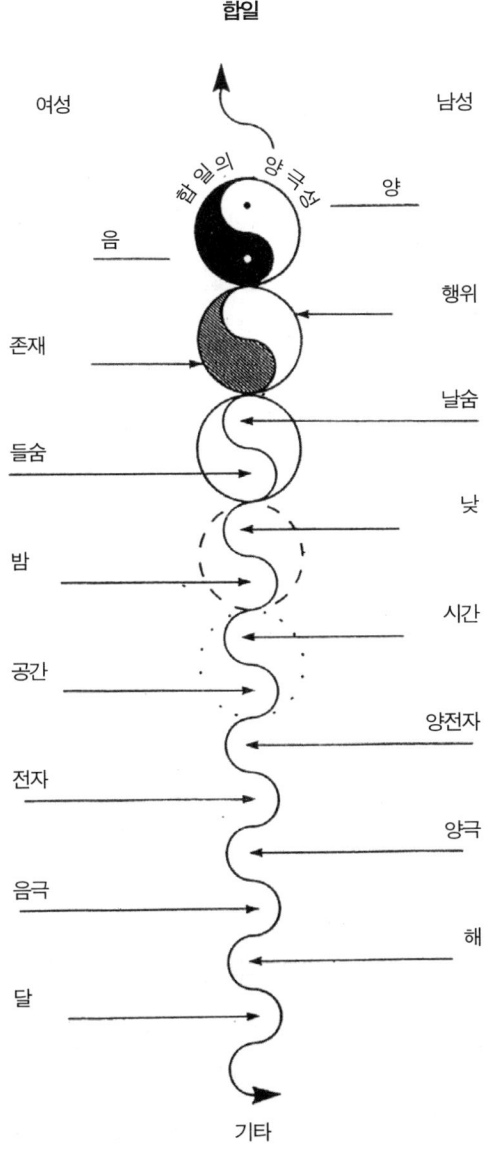

여성 원리 사이의 극성 변화는 언제나 별도의 환생을 요구한다. 낮과 밤은 그러한 변형을 위해 평균 12시간만을 필요로 하는 반면, 들숨과 날숨은 몇 초밖에 걸리지 않는다.

우주에 있는 이 두 가지 기본적인 에너지 형태의 상호 작용으로 모든 것은 오고 가며 계속적인 움직임과 변형의 상태 속에 있는 것이다. 완전한 합일은 이 두 주기의 완성뿐이다.

사랑과 성욕은 같은 원리에 바탕을 두고 있다. 두 극은 밀치면서 하나로 용해된다. 두 극은 자석의 극들처럼 서로를 끌어당기며, 두 반대 에너지가 마침내 결합할 때 두 극은 서로를 주고받는다.

남자와 여자는 에너지 수준을 포함한 모든 기본적인 특징에서 정반대이다. 남자가 긍정적인 곳에서는 여자는 부정적이며, 여자가 긍정적인 곳에서는 남자는 부정적이다. 앞 장에서 이미 설명한 것처럼, 이 현상도 개별적인 차크라가 순환하는 방향으로 적용된다. (동성애의 경우, 에너지의 극성 작용은 이 규칙과 반대이다.) 결과적으로, 차크라로 대변되는 모든 수준에서 성과 성 사이의 끌림과 충족이 있으며, 이는 전체적이며 심오한 단일성으로 발전된다. 이를 위해서는 차크라의 모든 방해물이 없어야 한다. 성적인 결합 중에는 주 통로(수슘나)를 따르는 에너지의 흐름이 극도로 자극되어 강렬해진다. 그리고 두 번째 차크라의 에너지 흐름이 엄청나게 증가하는데, 만일 차크라 체계가 차단되지 않았다면 이 풍부한 에너지는 다른 모든 차크라를 충전시킬 것이다. 일정한 형태의 프라나를 의미하는 성 에너지는 이에 의하여 다른 차크라의 진동수로 변형된다. 그 진동은 차크라에서 출발하여 나디들을 통해 육체와 에너지의 몸 속으로 발산되어 나가, 고조된 생명 에너지로 충전시킨다. 이 결합의 절정에서 일곱 개의 모든 차크라에서 엄청난 에너지 방출이 양쪽 파트너들에게서 이루어지며, 차크라로 대변되는 모든 수준에서 융해가 일어난다. 양쪽 파트너 모두 자신들 존재의 깊은 곳까지 새 활력을 부여받으며 동시에 완전히 이완됨을 느낀다. 그들이 경험하는 심오한 사랑과 친밀성은 소유하고자 하는 모든 개인적인 욕망을 훨씬 초월한다. 그 관계는 모든 외부적인 요소와 전적으로 무관한 형태의 충족된 경험이다.

파트너들이 서로와 철저히 관계하면서 자신들의 에너지 체계 안에 있을 수 있는 자유로운 흐름을 방해할지도 모르는 모든 두려움에서 벗어날 경우에, 이러한 차원의 충만한 성적 결합이 달성될 수 있다. 파트너들 중 한 사람의 차크라가 하나만 차단되어도 그 결합은 이렇게 완벽하게 이루어지지 못한다. 더군다나, 차단된 차크라는 파트너의 상응하는 차크라의 에너지 흐름 안에 동요를 일으킨다.

대부분의 사람들은 두 번째 차크라를 통해서만 성욕을 경험한다. 게다가 뿌리 차크라의 에너지는 남성에게는 육체적인 추진력으로서 잠재적인 역할을 한다. 만일 성욕이 보다 낮은 뿌리 차크라에 제한되어 있다면, 그것은 빨리 분리되어 다시 혼자인 것으로 쉽게 돌아가 양쪽 파트너 모두 성적 불만족을 느끼게 되어, 어느 면에서는 한 사람만의 경험이 된다. 이는 악기의 현을 한두 줄만 서투르게 켜는 것과 같다. 그러면 악기가 낼 수 있는 전체적인 소리는 결코 울리지 않을 것이다. 사실, 에너지가 두 번째 차크라를 통해 흘러 나가기 위해서는 다른 차크라에서 에너지가 방사되어 나와 성 에너지로 변형되어야 하는데, 에너지의 관점에서 보면 이때 상당한 에너지가 성적 행위를 통해 고갈된다. 따라서 에너지는 동시에 일곱 개의 모든 차크라로 흘러 들어가 추가적인 생명력을 부과하면서, 머리 차크라로 올라가는 자연스러운 흐름을 방해받게 된다.

　모든 수준에서 완전한 성적 결합을 손상시키는 방해물을 용해시키기 위한 가장 자연스러운 방식은 가슴 차크라 에너지와의 교류이다. 양쪽 파트너가 모두 자유롭고 두려움 없이 가슴에서 사랑을 발산한다

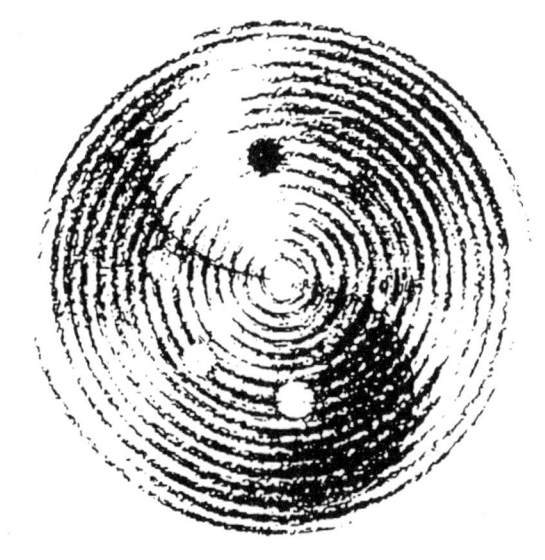

극성들의 상호 작용

면, 그들 자신의 에너지 체계뿐만 아니라 상대방의 에너지 체계도 점점 더 조화로워질 것이다. 두려움과 근심의 방해물은 용해될 것이며 일곱 개의 모든 차크라 수준에서 교류가 가능해진다. 이것이 바로, 상호간의 육체적인 매력 외에, 파트너들이 심오한 사랑의 상태 속에서 결합될 때 성적으로 훨씬 더 커다란 충족을 경험하는 까닭이다. 이런 경우에는 보다 높은 에너지의 진동수가 활성화되면서 성욕을 전적으로 육체 너머로 상승시켜 영적인 결합으로 발전하게 한다.

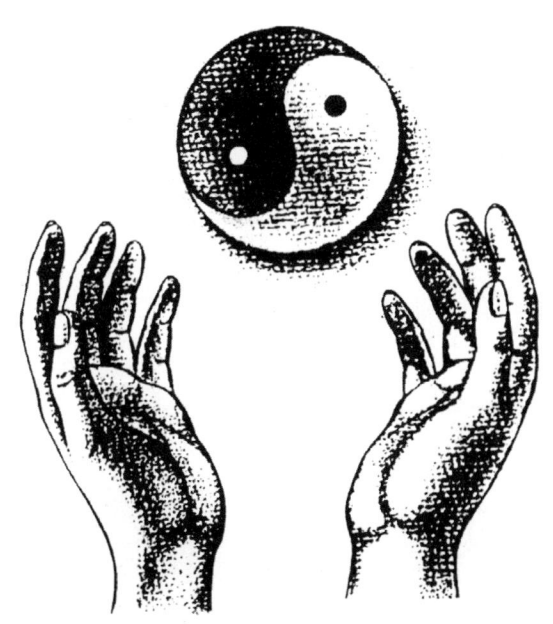

인생의 게임: 합일과 이원성

이것이 수천 년 동안 가르쳐지고 수행되어 온 탄트라의 기술이다. 그것을 적용할 때 오르가즘의 경험은 일반적으로 생각하는 것보다 훨씬 더 크고 강력해진다. 이 경험은 진정으로 우리를 또 다른 차원의 감각과 인식의 영역으로 이끌어 준다. 우리는 성 에너지가 생식기에 갇혀 있지 않고, 세상의 모든 현현 속에 있는 여성과 남성 세력의 상호 작용에서뿐만 아니라, 우리 몸의 모든 낱낱의 세포 안에도 존재한 다는 것을 갑자기 자각하게 된다. 사랑하는 파트너와의 완벽한 결합은 맥동하는 우주 생명과의 내적인 단일성을 경험하게 해 준다. 절정의 순간에 이원성이 잠시 초월될 때 우리는 극성의 상호 작용의 굳건한 기반이자 목적인 절대적인 무형의 존재와 합일을 경험한다.

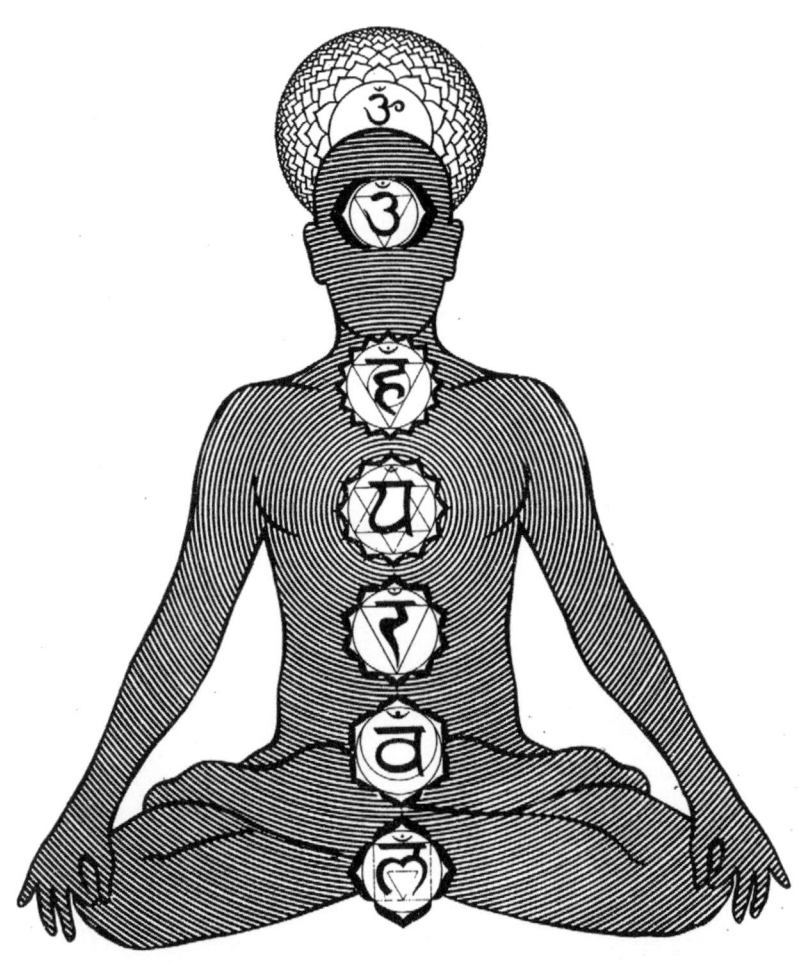

성적 욕구와 차크라

첫 번째 차크라

기초 차크라,
뿌리 중추 또는
미추골 중추라고도 불리는 물라다라 차크라

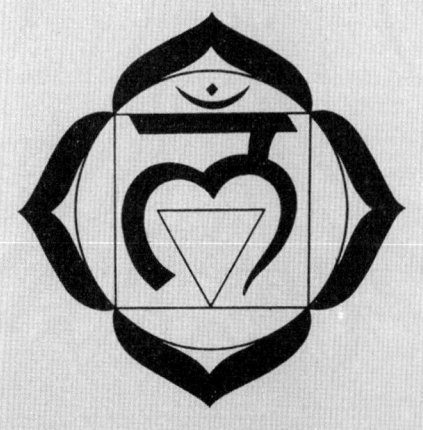

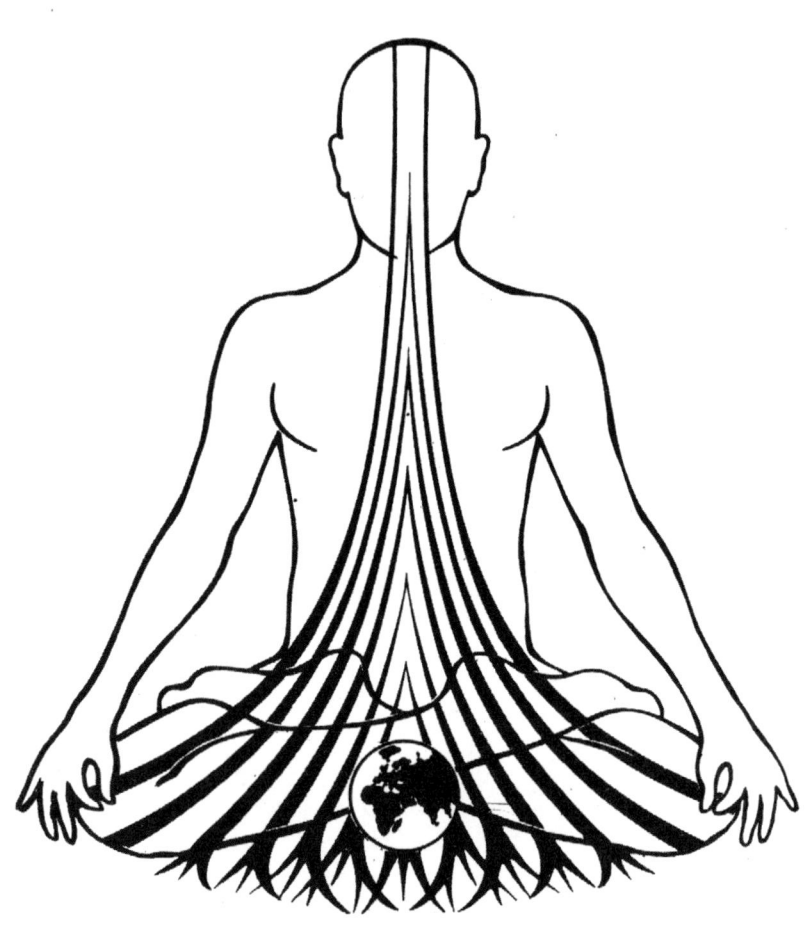

첫 번째 차크라는 항문과 생식기 사이에 자리하고 있다. 그것은 미추골과 연결되어 있으며 아래를 향해 열린다.

첫 번째 차크라와 그 관련 특징들

색 : 활동적인 첫 번째 차크라는 불 같은 붉은 색으로 빛난다.

관련 원소 : 흙.

감각 : 후각.

상징 : 네 잎의 연꽃.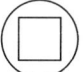

기본 원리 : 존재의 육체적인 의지(일곱 번째 차크라의 존재의 영적인 의지와 반대).

관련되는 몸의 부분 : 척주, 뼈, 치아, 손발톱 같은 모든 단단한 부분. 항문, 직장, 결장, 전립선, 혈액, 세포의 구조물.

관련 샘 : 부신 피질

부신 피질은 혈액 분배를 조절함으로써 혈액 순환을 우리의 필요에 맞게 적응시키는 아드레날린과 노르아드레날린을 생산한다. 이에 우리 몸은 서로 다른 요구들에 즉시 반응할 수 있다. 부신 피질은 우리 몸의 온도를 균형 있게 조절해 준다.

관련되는 점성학상의 별자리와 행성 :

양자리/화성: 새로운 시작, 최초의 생명 에너지, 성취할 수 있는 힘, 공격성.

황소자리 : 흙과의 친밀성, 안정성, 소유, 관능적인 쾌락.

전갈자리/명왕성: 무의식적인 집착, 성적인 힘, 변형과 갱신.

염소자리/토성: 구조와 안정성.

아유르베다의 가르침도 모든 생명의 최초의 원천으로 태양을 뿌리 차크라에 배정한다.

첫 번째 차크라의 목적과 작용

뿌리 차크라는 우리를 물리적인 세계와 연결시켜 준다. 그것은 우주적 에너지를 물리적·현세적 수준으로 이동시키며, 현세적인 에너지를 우리의 미묘한 에너지 체계로 흘러 들어가게 한다.

여기서 우리는 '대지의 정신'과의 만남 속으로 들어가 그녀의 근본적인 힘, 그녀의 사랑과 인내를 경험할 수 있다. 이 행성에서의 삶과 생존에 대한 사람의 근본적인 개인적·세계적인 욕구는 첫 번째 차크라의 영향력에 속한다.

그것을 성공적으로 여는 사람들은 지상에서의 삶도 온전히 받아들일 것이요, 자신들의 육체적인 존재에 "좋아."라고 말할 것이며, 현세적인 힘과 조화 속에 살고 행동하면서 그것들로부터 배울 준비가 되어 있을 것이다.

뿌리 차크라는 흙 원소에 속하며, 빛깔은 붉은색 곧 우리 행성의 내적인 핵심에서 솟아오르는 에너지인 활동의 붉은색이다. 그것은 우리에게 현세의 안정, 그리고 우리가 우리의 삶을 건설할 수 있는 '견고한 기반'을 제공한다. 동시에, 그것은 창조적인 자기표현을 위해 필요한 에너지를 우리에게 준다. 게다가, 그것은 우리에게 성취할 수 있는 힘과 일관성도 준다.

존재를 구축하는 것, 물질적인 안전을 찾는 것, 가족을 기반으로 하여 종(種)의 생존을 확보하는 것은, 육체적인 작용과 자녀를 낳는 수단인 성욕과 더불어, 첫 번째 차크라의 영역에 속한다.

뿌리 차크라는 더 높은 모든 차크라에게 절대적으로 필요한 토대를 마련하며 생명력의 원천이다. 여기서 우리는 고갈될 수 없는 쿤달리니 에너지의 저장소와 만난다. 인체의 세 가지 주된 에너지 통로인 수슘나와 이다 그리고 핑갈라도 이 차크라에서 시작된다. 몸의 심장처럼 뿌리 차크라도 미묘한 에너지 주기 체계에서 중추를 형성한다. 더구나, 그것은 집단 무의식의 참된 자리이기도 하다. 집단 무의식의 저장된 지식에 접근할 수 있는 것은 바로 이 차크라를 통해서이다. 우리의 내적인 균형을 유지하기 위해서는 뿌리 차크라가 언제나 일곱 번째 차크라와 조화 속에서 작용해야 한다.

조화로운 작용

당신의 뿌리 차크라가 열려 조화롭게 작용하고 있다면, 당신은 지구인 대지와 그것이 양육하는 생명들과 깊은 개인적 관계를 경험할 것이다. 당신의 생명 에너지는 온전할 것이요, 당신은 삶과 자기 자신에 뿌리를 내릴 것이며, 당신의 삶은 만족과 안정 그리고 내적인 강인함으로 특징지워질 것이다. 당신은 자연스러운 생명 주기 속에, 휴식과 활동, 죽음과 새로운 탄생의 교체 속에 묻혀 있음을 느낀다. 당신의 행위는 지구가 생성하는 힘과 자연의 모든 생명에 언제나 순응하면서, 지구에서의 삶을 창조적으로 이루고자 하는 욕망에 인도된다. 이 세상에서의 당신의 목표를 성취하는 것은 쉬울 것이다. 당신의 삶은 흔들림 없는 최초의 신뢰에 의해 지탱된다. 당신은 지구를 당신이 필요로 하는 모든 것, 곧 보살핌·음식·안식처·안전을 제공해 주는 안전한 장소로서 인식한다. 신뢰 속에서 당신은 지상에서의 삶에 자신을 열고, 지상이 당신을 위해 준비하고 있는 모든 것을 감사로 받아들인다.

조화롭지 않은 작용

만일 당신의 뿌리 차크라가 부실하게 작용하거나 균형을 잃게 된다면, 당신의 생각과 행위는 물질적인 소유와 안전, 또는 좋은 음식이나 술 혹은 성(性) 등과 같은 관능적인 쾌락과 전율을 주는 것 주위를 우선적으로 맴돌게 된다. 당신은 결과를 고려하지 않고 욕망하는 모든 것을 당신 자신의 것으로 만들고 싶어 한다. 동시에, 당신은 자유롭게 주고 받는 것이 다소 어렵다는 것을 알게 된다. 당신은 안전과 거리를 유지하고자 하는 두드러진 경향을 가지게 된다. 육체적인 수준에서는 놓지 못함과 소유하고자 하는 욕망이 종종 변비와 과체중으로 나타나기도 한다.

당신의 행위는 당신 자신의 개인적인 욕구를 만족시키는 것을 우선적으로 여기며, 당신은 남들의 욕구뿐만 아니라 당신 자신의 건강, 적당한 영양, 충분한 휴식, 균형 있고 조화로운 생활 방식에 대한 몸의 욕구도 무의식적으로 간과하거나 무시한다.

극단적으로 당신은 자신이 없애지 못하는 일정한 태도들과 갈망을 고수한다. 당신의 병적인 집착들이 사람들이나 상황들로부터 도전을 받을 경우, 쉽게 흥분하거나 기분이 상하며 때로는 분노하거나 공격적으로 되기까지 한다. 당신의 의지와 원칙들을 난폭하게 시행하는 것은 동요된 뿌리 차크라의 또 다른 표현이다.

결국, 격노와 분노 그리고 난폭함은 최초의 신뢰가 결여되었음을 암시해 주는 방어 기제일 뿐이다. 이 이면에는 당신에게 안전 그리고 행복한 느낌을 제공해 주는 것을 잃지 않으려 하는 두려움과 그것을 먼저 얻지 못하는 것에 대한 두려움이 언제나 있다.

당신에게 지구는 인류의 생존을 보장한다는 구실 아래 지배하고 이용해야 하는 곳이다. 그러므로 오늘날의 천연자원의 착취와 지구의 자연스러운 균형 파괴는 세계 인구 대다수의 뿌리 차크라가 붕괴된 징후이다.

불충분한 작용

만일 뿌리 차크라가 차단되었거나 닫혀 있다면, 몸의 구조가 약해 육체적·감정적인 원기가 부족할 수 있다. 삶에서의 많은 것들이 당신을 걱정시키며, 당신은 불확실성의 느낌에만 너무 익숙해져 있는 것이다. 발판을 잃었다는 느낌, 또는 현실과 동떨어져 있거나 '제정신이 아니'라는 느낌을 가질 수도 있다. 일상생활의 요구에 대처하는 것이 어려울 수도 있으며, 안정과 성취할 수 있는 힘이 빈번히 부족하다. 너무나도 자주, 이 지구에서의 삶은 즐거움이 아닌 짐이며, 대부분의 시간을 더 쉽고 더 즐겁고 덜 격렬한 생활 방식을 갈망하며 보낸다.

만일 당신의 보다 높은 차크라가 보다 낮은 차크라에 해를 끼치면서 발달되었다면, 당신이 정말로 이 세상에 맞지 않는다는 느낌을 가질 것이며, 이것은 뿌리 차크라에서의 불충분 상태를 가리킬 수 있다. 당신의 양극성 차크라와 태양신경총 차크라도 차단되었다면, 뿌리 차크라를 통해 거의 모든 기본적인 생명력을 흡수하지 않기 때문에 식욕 부진이 시작될 수 있으며, 그것은 도망치고자 하는 소망의 징후이다. 현세의 삶의 문제들을 인생 전체의 발전에서 한 이정표로 받아들이는 법을 배울 때까지 당신은 그것들과 계속 직면할 것이다.

첫 번째 차크라를 정화·활성화시킬 수 있는 방법들

자연 경험하기

　새빨간 붉은 해가 떠오르거나 지는 것 또는 찬란한 일출이나 일몰을 앞에 두고 묵상하는 것은 뿌리 차크라를 재생시키고 조화시켜 주며, 그 영역 안에 갇힌 구조들을 풀어 준다.
　첫 번째 차크라를 통해, 안식과 안정 그리고 재활력을 주는 우리 행성의 에너지와 닿기 위해서, 땅바닥에 연꽃 자세로 앉아 의식적으로 그 향기를 들이쉰다.
　이런 자연의 경험들을 자신과 결합시킬 수 있다면, 당신은 뿌리 차크라에 대한 최적의 효과를 가질 수 있을 것이다.

소리 요법

음악: 뿌리 차크라를 활성화시키기 위한 적절한 음악은 단조롭고 강한 리듬으로 이루어져야 한다. 많은 원시 부족들의 고대 음악은 이런 리듬을 가장 잘 표현하고 있다. 그들의 춤, 자연과의 접촉은 대지의 모든 에너지 그리고 모든 생명과의 접촉을 위해 도움이 된다.

뿌리 차크라를 조화시키기 위해서 자연의 소리들을 활용할 수 있다. 본래의 주어진 환경에서 자연에 접근할 수 없다면 카세트와 레코드도 좋을 것이다.

모음: 모음 '우(u)'('ooh'로 발음된다)는 뿌리 차크라에 해당되며, 낮은 '도'의 음정으로 불러야 한다. '우' 소리는 뿌리를 향한 하향적인 움직임을 일으킨다. 그것은 당신을 무의식의 깊은 곳으로 이끌어 첫 번째 차크라의 근원인 현세적 힘에 활력을 준다.

만트라: 람(LAM)

색채 요법

첫 번째 차크라는 맑고 밝은 색조의 붉은색으로 활성화된다. 붉은색은 생명력과 활력 그리고 용기를 주며, 우리를 따뜻하게 해 주고 소생시키고 각성시켜 준다. 이 붉은색이 파란색을 띠고 있으면, 그것은 영적인 에너지로 생생한 추진력을 채울 수 있도록 당신을 도와 줄 것이다.

보석 요법

마노: 마노는 진지함, 단호함, 평정을 제공해 준다. 그것은 부정적인 감정을 용해시키고 내적인 참나를 보호할 수 있도록 도와 준다. 그것은 당신 자신의 몸에 대한 자긍심을 자극하며 생식 기관을 활성화시켜 준다. 결정성 함유물이 있는 마노는 당신 안에서 자라고 있는 모든 형태의 생명을, 그것이 육체적인 것이든 정신적인 것이든, 보호해 준다. 그것은 신뢰를 강화시켜 주고 분만의 고통을 경감시킬 수 있도록 도와 준다.

적철광: 적철광은 강인함과 에너지를 제공해 준다. 그것은 몸을 소생시켜 주는 효과를 가지고 있으며 숨겨진 에너지를 발휘시켜 준다. 적철광은 쇠약함의 상태를 극복하도록 도와 주며 병을 회복시키는 데 도움이 된다. 게다가, 혈액과 세포의 건강한 구축을 촉진시켜 주기도 한다.

블러드(blood) 재스퍼: 적록색의 블러드 재스퍼는 '대지구'의 기본적인 힘과 관용적인 사랑에 우리를 연결시켜 준다. 그것은 비이기심과 겸양을 가르쳐 주며, 혈액을 강화시켜 주고, 활력과 안정성, 강인함과 인내를 준다. 그것은 육체를 정화·변형시켜 주며, 우리가 내적인 강인함과 고요함을 이끌어 내는 자연스러운 생명 주기 안에서 안전함을 느끼도록 해 준다.

가닛: 가닛은 추진력, 의지력, 자신감, 성공을 제공해 준다. 그것은 미지의 것을 위해 우리 눈을 열어 주며 통찰력을 뒷받침해 준다. 그

것은 성적인 충동을 자극하고, 그것을 전환시켜 소생의 에너지로 바꿀 수 있도록 도와 준다. 육체적인 수준에서 그것은 생식기의 병을 치유할 수 있도록 도와 주며 혈액 순환을 자극한다.

붉은 산호: 붉은 산호는 생생하고 풍부한 에너지를 준다. 그것은 혈액 세포를 자극하는 효과가 있으며 그것의 생산을 지원해 준다. 붉은 산호는 안정성을 제공해 주며 동시에 융통성을 고무시켜 주고, 당신이 인생의 흐름에 따르는 동안, 참나 안에 굳건히 뿌리내릴 수 있도록 도와 준다.

루비: 루비는 정화와 변형으로 이끌어 주는 생생하고 따뜻한 창조적 에너지를 준다. 그것은 육체적인 사랑과 영적인 사랑, 성욕과 영성 간의 조화로운 통합을 확립시켜 주며, 새로운 형태들의 경험을 위해 우리를 개방시켜 준다.

아로마 요법

삼목: 삼목 오일의 싸한 향기는 지상의 힘 그리고 모든 형태의 자연스러운 삶에 우리를 연결시켜 준다. 그것은 에너지를 구축하도록 도와 주며 고요함과 '대지구인 어머니' 슬하에서의 안전함의 느낌을 전해 준다.

정향: 정향 오일은 뿌리 차크라 안에 갇힌 에너지를 용해시키도록 도와 준다. 그것은 보호와 안전에 대한 욕구에서 생기는 인습적이고 구속적인 사회적 형태들로부터 당신 자신을 해방시키고자 하는 즉응

력(卽應力)을 고무시켜 주며, 새롭고 신선한 에너지에 당신 자신을 개방시킬 수 있도록 도와 준다. 그 진동의 메시지에 파장을 맞춘다면 그것은 당신을 변형과 갱신으로 이끌어 줄 것이다.

우선적으로 첫 번째 차크라를 통해 작용하는 요가 형태

하타 요가: 호흡 수련과 결합된 일정한 신체 수련이나 자세로 육체를 정화·자극시킴으로써 자각을 넓혀 준다.

쿤달리니 요가: 미추골에서 출발하여 척주와 나란히 올라가는 이른바 '뱀의 힘'을 각성시켜 준다. 올라가면서 그것은 다른 모든 차크라를 활성화시켜 주며 그것들에 활력을 준다. 이 효과를 성취하도록 도와 줄 수많은 육체적·영적 수련들이 있다.

두번째 차크라

천골 차크라
또는 십자 중추라고도 하는
스와디스타나 차크라

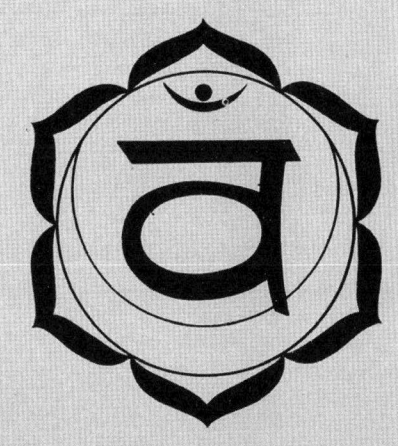

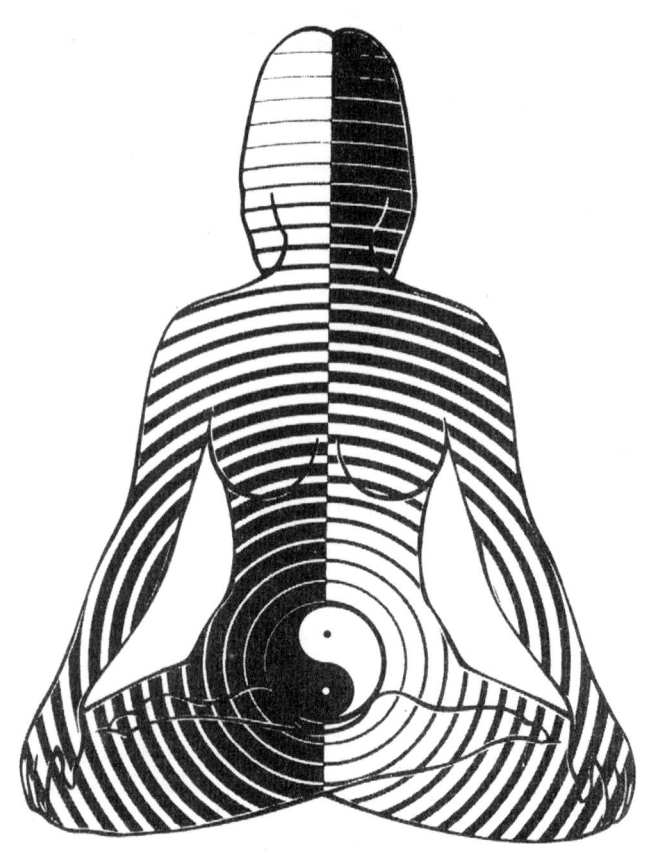

두 번째 차크라는 생식기 위에 자리하고 있다.
그것은 천골과 연결되어 있으며 앞으로 향해 열린다.

두 번째 차크라와 그 관련 특징들

색: 오렌지색.

관련 원소: 물.

감각: 미각.

상징: 여섯 잎의 연꽃.

기본 원리: 존재의 창조적 재생.

관련되는 몸의 부분: 골반대, 생식 기관, 신장, 방광. 혈액, 림프, 위액, 정자 같은 모든 액체.

관련 샘: 생식선-난소, 전립선, 정소. 생식선은 남성과 여성의 성적인 특징을 발현시키고 여성의 주기를 조절한다.

관련되는 점성학상의 별자리와 행성:

게자리/달: 풍부한 감성, 수용성, 다산.

천칭자리/금성: 참나에 대한 주의, 협력에 바탕을 둔 관계, 관능성, 창조성.

전갈자리/명왕성: 관능적인 욕망, 성적인 결합에서 자신의 자아 포기를 통한 인격의 변형.

주의: 때때로 두 번째 차크라는 비장 차크라로 일컬어지기도 한다. 그러나 이것은 세 번째 차크라와 밀접하게 관련된 중요한 이차적 중추이다. 원래의 차크라 체계에서 이렇게 수정이 된 것은 일부 비교(秘敎)적인 사상학파들이 성욕을 부정하는 데서 생겼으며, 나중에 다양한 사상학파들은 서로 다른 체계의 양상들을 결합시켰다. 이것이 바로 성욕이 종종 뿌리 중추의 비장 차크라에 배정되기도 하는 이유이다.

두 번째 차크라의 목적과 작용

두 번째 차크라는 여과되지 않은 최초의 감정들과 성적인 에너지들 그리고 창조성이 자리한 중추이다. 그것은 모든 생물학적 생명의 원천인 물 원소에 배정되며, 점성학적인 차원에서는 감정적인 영역에 해당한다.

물은 비옥하게 해 주며 새로운 생명을 계속 생산한다. 천골 차크라를 통해 우리는 자연 전체에 스며드는 에너지를 풍부하게 만들고 수용하는 것에 참여한다. 우리는 우리 안에서 느낌과 창조성으로 스스로를 표현하는 영원한 창조 과정의 한 부분으로서 우리 자신을 볼 수 있다.

천골 차크라는 창조적인 에너지의 형태로 된 신의 '여성적인' 면인 샥티의 진정한 자리로 종종 여겨지기도 한다. 그 영향을 받는 범위는 새로운 생명을 창조하기 위한 충동을 지니고 있는 남성 생식 기관, 창조적인 충동을 받아들여 새로운 생명을 발생시키는 여성의 부위, 성장하고 있는 존재가 영양을 받고 안식을 하며 그 발달을 위해 필요로 하는 모든 것을 제공받는 부분들이 포함된다.

그러나 물 원소는 정화도 한다. 그것은 생명 유지에 필요한 자신의 흐름을 방해하는 방해물을 용해시키고 씻어 버린다. 물리적 몸 수준에서 이는 신장과 방광의 정화 작용으로 표현되며, 영적인 수준에서는 삶을 늘 처음이자 새로운 것으로 기꺼이 보게 해 주는, 자유롭게 흐르는 해방된 느낌의 형태로 나타난다.

우리의 개인 간의 관계들 특히 이성과의 관계는 두 번째 차크라의 작용에 의해 결정적으로 영향을 받는다. 에로스의 다양한 표현뿐만 아니라, 성적인 결합에서 자아의 한계들을 버리고 더 커다란 전체성을 경험하고자 하는 욕망도 그 영역에 속한다.

조화로운 작용

　개방된 천골 차크라의 조화로운 작용은 삶과 감정의 자연스러운 흐름 속에서 스스로를 표현한다. 당신은 남들 특히 이성의 사람들에게 자신을 열고 자연스럽게 행동하게 된다. 사랑하는 상대와의 성적인 결합은 남성과 여성 에너지에 의해 이루어지는 창조의 춤에 참여할 수 있는 기회를 선사하며, 자연과의 일체감, 포용적인 결합의 느낌을 경험하며 점점 내적인 전체성을 향해 성장할 수 있도록 도와 준다.

　천골 차크라가 조화롭게 작용하고 있을 때, 당신은 몸과 영혼 그리고 마음을 통해 흐르고 있는 창조적인 생명 에너지의 흐름을 느낀다. 이 흐름에 의해 당신은 창조의 깊은 기쁨에 참여하며, 삶은 경외와 정열로 계속 당신을 채워 준다. 당신의 느낌은 참되고 왜곡되지 않으며 당신의 행위는 창조적이 된다. 이러한 당신의 창조적인 행위는 당신 자신의 삶뿐만 아니라 다른 사람들의 삶도 자극한다.

조화롭지 않은 작용

　천골 차크라의 부실은 종종 사춘기 동안에 생기기도 한다. 각성되고 있는 성적인 에너지는 불확실한 상태에 있으므로, 부모와 교육자들은 이런 에너지를 다루는 법을 젊은이들에게 가르치기가 여간해서

쉽지 않다. 흔히 이른 유년기부터 애정과 신체적인 접촉의 결핍이 발생하여 생기는 경우도 있다. 이는 뒤에 성욕의 부정과 거부로 이어진다. 그 결과, 창조적인 성욕의 잠재력을 표현할 수가 없어 종종 과도한 성적 환상이나 이따금씩 분출되는 눌린 욕망을 통해 부적절한 방식으로 나타난다. 그것은 성을 마약처럼 이용하는 것으로 볼 수 있다. 여기서, 창조적인 성욕의 잠재력은 인정되지 않거나 오도된다. 이 두 가지 경우에서 당신은 이성에 대한 불확실성과 긴장을 나타낸다. 당신의 관능성은 상대적으로 거칠며, 성적 욕망의 만족을 가장 우선시할 수 있다.

아니면, 아마도 당신은 이것을 성취할 수 없는 이유가 자신 안에 있다는 사실을 자각하지 못하고, 다만 충족적인 성적 만족에 대한 줄기찬 갈망 속에서 살지도 모른다.

성적인 에너지를 처리함에 있어서의 자연스러운 해소의 상실과 무지로, 당신은 자연에서의 이런 에너지들의 표현을 비난하면서 더 이상 음과 양의 세력들의 상호 작용을 위해 개방되어 있지도 않으며 삶의 기적들에 대한 천진난만한 경이도 느끼지 못한다.

불충분한 작용

대부분의 경우, 천골 중추의 부적절한 작용의 원인은 어린 시절과 유년기로 거슬러 갈 수 있다. 필시 당신의 부모는 그들 자신의 관능성과 성욕을 억제했을 것이며, 당신은 접촉, 애무, 애정의 형태로 된

관능적인 자극의 결핍을 경험했을 것이다. 그 결과, 이 영역에서의 자신의 느낌을 억누르고 관능적인 메시지를 받아들이는 안테나를 거두어들인 것이다.

사춘기 동안 당신은 개발되고 있는 성적 에너지를 철저히 차단했다. 이 '성공적인' 억압의 결과는 자긍심 부족, 감정적인 마비, 성적인 냉정함이다. 당신에게 삶은 황량해 보이며, 당신은 인생이 진정으로 살 만한 가치가 있는 것은 아니라고 느낀다.

두 번째 차크라를 정화·활성화시킬 수 있는 방법들

자연 경험하기

달빛, 그리고 야외에서 맑은 물에 대해 묵상하거나 만지는 것은 두 번째 차크라를 자극시켜 준다. 달은, 특히 보름달인 경우에는, 느낌을 밝게 해 주고 상상이나 꿈을 통해 드러나는 영혼의 메시지를 잘 받아들이게 해 준다.

물이라는 맑은 자연의 몸에 대한 조용한 묵상이나 그 속에 잠기는 것 또는 샘에서 바로 마시는 몇 모금의 물은 영혼을 정화시키고, 감정적인 방해물과 울혈로부터 해방시키도록 도와 줄 것이다. 이는 자신 안에 있는 생명력이 방해받지 않고 다시 흐를 수 있다는 것을 뜻한다.

달에 대한 묵상을 물과의 접촉과 결합시킬 수 있다면 두 번째 차크라에 대한 효과가 두드러질 것이다.

소리 요법

음악: 삶에서의 여유로운 기쁨을 일깨우는 모든 종류의 '유려한' 음악은 두 번째 차크라를 활성화시키기에 적합하다. 포크댄스와 쌍쌍댄스의 아름다운 리듬도 이 범주에 속한다. 그렇지 않으면, 감정을 흐르게 해 주는 어떤 종류의 음악이든 이용할 수 있다.

천골 차크라의 에너지를 진정·조화시키기 위해서는 실내에서든 야외에서든 새소리나 흐르는 물소리 또는 작은 샘의 물방울을 치는 멜로디를 듣는 것도 좋다.

모음: 천골 차크라는 November라는 단어의 '오(o)' 소리처럼 닫힌 '오'로 활성화되며, 이 '오'는 '레' 음으로 불러야 한다. 모음 '오'는 원형(圓形)의 움직임을 일으킨다. 소리의 끝에서 '우(u)'에 접근할 때 그것은 감정적인 깊은 곳을 일깨워, 음과 양이 조화로운 전체를 형성하기 위해 상호 작용하는 원형의 통일성 상태로 이끌어 준다.

많은 언어에서 감탄사 '오(oh)!'는 감정적인 놀라움을 표현한다. 그리하여 창조의 기적에 경탄할 수 있는 능력도 모음 '오'에 의해 소생된다.

만트라: 밤(VAM)

색채 요법

맑은 색조의 오렌지색은 두 번째 차크라를 활성화시킨다. 오렌지색은 자극을 주고 갱신시켜 주는 에너지를 공급해서 엄격한 감정적 패턴들로부터 우리를 해방시켜 준다. 그것은 자긍심을 고무시켜 주고 관능적인 쾌락에서 얻는 기쁨을 증가시켜 준다. 아유르베다에 따르면, 오렌지색은 내면의 물의 색깔이다.

보석 요법

홍옥수: 홍옥수는 지구의 아름다움 그리고 지구의 창조적인 에너지와 만나게 해 준다. 그것은 현재에 온전히 살 수 있도록 도와 주며 집중력을 자극해 준다. 그것은 창조의 기적에 대한 경외감을 되찾아 주고, 생명력을 새롭게 흐르도록 해 주며, 창조적인 표현력에 생기를 준다.

월장석: 월장석은 당신 자신의 감정적인 풍요로움에 당신을 활짝 개방시켜 준다. 그것은 당신을 민감하고 수용적이며 달빛처럼 어렴풋한 부분과 연결시켜 주며, 자신의 이러한 측면을 받아들여 그것을 당신의 인격과 통합시키도록 도와 준다. 그것은 감정에 대한 두려움을 가져가 버리므로 감정의 균형을 조화시켜 주는 효과가 있다.

물리적 몸의 수준에서, 그것은 차단된 림프샘의 정화를 촉진시켜 준다. 여성에게는 또한 균형 잡힌 호르몬 수준을 지켜 준다.

아로마 요법

일랑일랑: 일랑일랑9) 나무의 꽃에서 얻을 수 있는 이 미묘한 오일은 가장 잘 알려진 최음제 가운데 하나이다. 그것은 이완시켜 주는 효과를 가지고 있으며 동시에 미묘한 관능적 감각을 의식하게 해 준다. 그 감미로운 향기는 안전함을 느끼게 해 주며, 느낌의 흐름에 자신을 맡기도록 고무시켜 준다. 갇힌 느낌이나 몹시 거친 감정은 이 향기로 용해되어 사라져 버린다.

백단나무: 극동 지역에서 백단나무 오일은 성적인 에너지를 증가시키고 사랑하는 파트너와의 결합을 영적인 경험의 수준으로 고양시키기 위해 종종 이용되었다. 게다가, 그것은 상상력을 자극하여 창조적 활동의 기쁨을 일깨워 준다. 백단나무 오일의 진동은 사고, 느낌, 행위의 모든 수준에서 영적인 에너지를 통합시켜 준다.

우선적으로 두 번째 차크라를 통해 작용하는 요가 형태

탄트라 요가: 탄트라는 자연을 창조의 영원한 춤 속에서 눈에 보이는 세계를 생성시키는 샥티의 여성 에너지와 쉬바의 남성 에너지 사이의 유희로 본다.

탄트라에서 이 '우주적인 성욕'과의 결합은 감각을 열고 성적인 경험을 정제·고조시키며, 삶을 받아들이도록 우리 자신을 도움으로써 얻어진다.

세 번째 차크라

태양신경총 차크라 또는 배꼽 중추라고도 하는
마니푸라 차크라.
비장 차크라, 위장 차크라, 간 차크라라는
용어들도 사용된다.

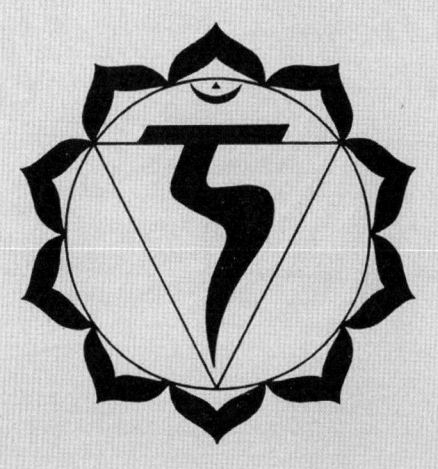

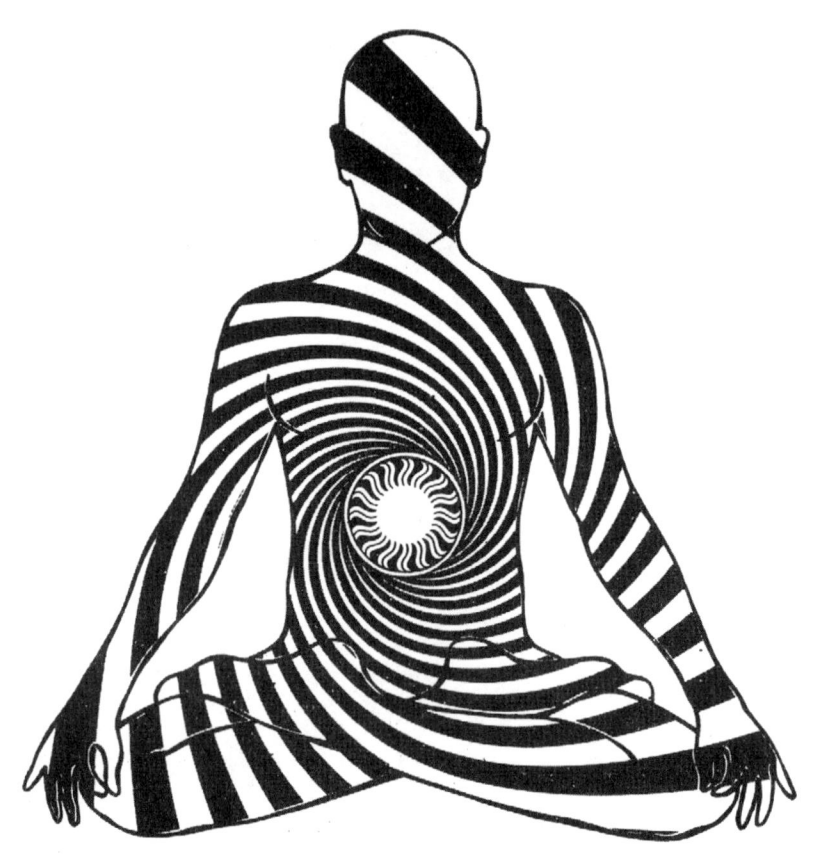

세 번째 차크라는 배꼽에서 대략 손가락 두 개 너비 위에 자리하고 있다. 그것은 앞을 향해 열린다.

세 번째 차크라와 그 관련 특징들

색: 노란색에서 황금색에 걸쳐 있음.

관련 원소: 불.

감각: 시각.

상징: 열 잎의 연꽃.

기본 원리: 존재의 형성.

관련되는 몸의 부분: 등 아랫부분, 복부, 소화 체계, 위, 간, 비장, 쓸개, 자율 신경계.

관련 샘: 췌장(간)

췌장은 음식물 소화에서 중요한 역할을 한다. 그것은 탄수화물 물질대사뿐만 아니라 신체 혈당량도 조절하는 인슐린 호르몬을 분비한다. 췌장에 의해 분비되는 효소는 지방과 단백질의 균형을 위해 중요하다.

관련되는 점성학상의 별자리와 행성:

사자자리/태양: 따뜻함, 강인함, 풍부함, 인정을 받기 위한 노력, 권력과 사회적 신분.

물병자리/목성: 인생의 경험에서 오는 확신, 성장과 팽창, 종합, 지혜, 전체성.

처녀자리/수성: 분류, 분석, 준거. 이기심 없는 봉사와 헌신.

화성: 에너지와 활동, 행하고자 하는 자발성, 자기주장.

세 번째 차크라의 목적과 작용

세 번째 차크라는 많은 용어들로 일컬어진다. 따라서 그 소재에 대한 의견도 분분하다. 사실, 우리는 여러 가지 이차적인 차크라들을 가지고 있는 하나의 주된 차크라를 취급하고 있지만, 이런 것들은 작용에서 아주 밀접하게 관련되어 있어 하나의 주된 차크라로 여겨질 수 있다. 그리하여 세 번째 차크라의 작용은 대단히 복잡하다. 그것은 불 원소에 해당되며, 붉은 빛 · 따뜻함 · 에너지 · 활동 그리고 영적인 수준에서는 정화를 뜻한다.

태양신경총 차크라는 우리의 태양, 우리의 힘 중추를 나타낸다. 여기서 우리는 에테르의 몸에 영양을 주는 태양 에너지를 흡수하여, 그로써 물리적 몸에 활력을 주고 유지한다. 세 번째 차크라에서 우리는 사람들 그리고 물질 세계와의 적극적인 접촉을 시작한다. 이것은 우리의 감정적인 에너지가 발산되는 몸의 부분이다. 타인들과의 관계, 우리가 좋아하거나 싫어하는 것, 오랫동안 타인들과 관계를 가질 수 있는 능력은 대부분 이 중추의 역할이다.

평범한 사람에게 세 번째 차크라는 그 인격의 토대를 나타낸다. 여기서 우리는 개인적인 주장이나 성취하고자 하는 의지, 또는 권력을 위한 분투나 사회적 형태의 적응으로 우리의 사회적인 정체성을 찾으면서 그것을 확인하고자 한다.

세 번째 차크라의 가장 중요한 과업은 보다 낮은 차크라들의 욕망과 소망을 정화시키는 것, 그것들의 창조적인 에너지를 의식적으로 조절하여 이용하는 것, 그리고 마지막으로, 존재의 모든 수준에서 가능한 가장 커다란 충족을 성취하기 위한 수단으로서 보다 높은 차크라들의 영적인 풍부함이 물질 세계에서 현현되도록 하는 것이다.

그것은 우리의 소망과 욕망의 중추로도 알려져 있으며 감정의 전달자인 아스트랄의 몸(astral body)과 직접 연결되어 있다. 여기서, 말하자면, 보다 낮은 차크라들의 아주 중요한 욕망 · 소망 · 감정들이 소화되어 보다 높은 차크라들의 에너지와 함께 우리 존재를 형성하는 보다 높은 에너지 형태로 변형된다.

물리적 몸의 수준에서 일치하는 원리는 간(肝)에 나타난다. 소화 체계와 협력하여 간은 일단 자신이 섭취한 음식을 분해하는 과업을 이행하면서 쓸모없는 것에서 유용한 것을 분리시켜, 몸의 적절한 부분으로 보내지기 전에 그것을 이용 가능한 물질로 변형시킨다.

감정과 소망 그리고 경험의 수용과 통합은 세 번째 차크라가 이완되어 열릴 수 있도록 도와 주며, 그리하여 우리의 내적인 빛을 증가시켜 삶의 상황을 조명해 준다.

전반적인 우리의 기분 상태는 우리가 자신 안에서 얼마나 많은 빛이 빛나도록 허락하는가에 크게 의존한다. 세 번째 차크라가 열리면 우리는 각성됨, 기쁨으로 충만함, 내적인 풍요로움을 느낀다. 그것이 차단되거나 동요될 경우에, 우리는 우울함과 얼마간의 불균형을 느낀다. 동시에, 우리는 같은 감각들을 주위 세계에 투사하며, 그래서 삶은 우리에게 환하거나 어둡게 보인다. 우리의 시각의 선명성과 우리가 보는 것의 질을 결정하는 것은 바로 우리 안에 있는 빛의 양이다.

통합과 내적인 전체성을 증가시킴으로써, 세 번째 차크라는 지적인 이해의 노란빛을 지혜와 풍부함의 황금빛으로 점점 변형시킨다.

태양신경총 차크라를 통해 우리는 또한 다른 사람들의 진동을 직접 인지하여 그에 따라 반응하게 된다. 만일 우리가 부정적인 진동에 직면해 있다면, 세 번째 차크라의 갑작스러운 위축이 우리에게 잠재적인 위험을 경고할 것이다. 이는 우리의 내적인 빛이 우리 몸을 보호 덮개처럼 감쌀 수 있을 만큼 충분히 강할 때는 필요가 없는 일시적인 보호 대책이다.

조화로운 작용

조화롭게 작용하는 열려 있는 세 번째 차크라는 평화의 느낌, 그리고 당신의 참나, 일상적인 삶, 개개인의 삶의 장소에 내적인 조화의 느낌을 준다. 당신은 자신을 완전히 받아들일 수 있으며 또한 다른 사람들의 감정과 인격적 특질들도 존중할 수 있다.

당신은 당신의 감정과 소망 그리고 삶에서 경험하는 것을 받아들일 수 있는 자연스러운 역량과 그것들을 '올바른 견해'로 보고 자신의 발전에 필요한 부분으로 인정할 수 있는 자연스러운 역량을 소유하고 있다. 그리하여 당신의 감정과 소망 그리고 경험들이 전체성으로 나아가게 통합할 수 있다.

당신의 모든 행위는 전체 우주와 모든 인간에 적용되는 우주적인 자연스러운 균형의 법칙들과 조화 속에 있다. 당신의 행위가 자신과 이웃들이 영적·물질적으로 풍성하게 발전하도록 기여할 때, 당신은 전체적인 진화에 이바지하고 있는 것이다. 당신은 빛과 에너지로 가득 차 있으며 당신 안에 있는 빛 또한 당신의 몸을 감싼다. 그것은 부정적인 진동으로부터 당신을 보호해 주며 당신 주위로 방사된다.

만일 당신의 제3의 눈 차크라와 왕관 차크라가 열려 있다면, 당신은 눈에 보이는 모든 물질이 다양한 빛의 진동으로 이루어져 있다는 것을 알게 된다. 당신의 소망은 자생적으로 충족되는데, 왜냐하면 당신은 모든 것 안에 있는 빛의 에너지와 아주 밀접하게 연결되어 있어 추구하는 모든 것을 끌어당기기 때문이다.

당신은 그러므로 풍부함이 당신의 생득권이며 신성한 유산이라는 지식 속에서 살게 된다.

조화롭지 않은 작용

세 번째 차크라가 한쪽으로 치우쳐 활동하거나 부실하게 작용하고 있을 때, 당신은 자신의 소망에 따라 모든 것을 조종하고 싶어 하며, 당신의 내적·외적 세계를 통제하고 정복하여 힘을 발휘하고 싶어 한다. 그럼에도 불구하고 당신은 내적인 불안과 불만족에 쫓긴다. 당신은 필시 어린 시절과 청소년기 동안 수용의 부족을 경험했을 것이다. 그러므로 당신은 진정한 당신 자신의 가치 감각을 발전시킬 수 없었으며, 그 결과 당신 자신 안에서 찾을 수 없는 인정의 욕구와 만족을 물질 세계에서 추구한다. 떨어질 줄 모르는 부족함과 단점의 느낌을 벌충하기 위해 당신은 엄청난 충동을 개발한다. 당신은 내적인 고요함이 필요하지만 그저 만사를 내려놓고 긴장을 푸는 것이 어렵다는 것을 알게 된다.

수용과 물질적 풍족함이 당신에게는 무엇보다도 중요하며, 아마도 당신은 그것들을 얻는 데 꽤 성공했을지도 모른다.

그 무엇도 불가능하지 않다는 당신의 태도는 바람직하지 않거나 심지어 귀찮기까지도 한 것에 대한 모든 감정을 억누른다. 그 결과 당신의 감정은 막혀 버렸다. 그러나 이따금씩 억눌린 감정은 통제와 방어의 벽을 홍수처럼 뚫고 나와, 당신이 바르게 일정한 통로로 보내는 것을 불가능하게 만든다. 당신은 쉽사리 크게 당황하지만, 당신의 동요는 오랜 기간에 걸쳐 삼켜 온 모든 분노의 표현이다.

물질적인 부와 인정을 얻기 위한 분투가 참된 장기적 만족을 제공해 주지 못한다는 것을 어느 날 당신은 마침내 인정해야 할 것이다.

불충분한 작용

세 번째 차크라의 부적절한 작용은 종종 당신으로 하여금 실의와 낙담을 느끼게 만든다. 당신은 어디에서나 욕망의 충족을 방해하는 장애를 본다.

당신 인격의 자유로운 전개는 필시 당신이 어린아이였을 때 강하게 제지되었을 것이다. 부모와 선생들의 인정을 잃기가 무서워 감정의 표현을 거의 억제했으며 당신이 '소화'시킬 수 있었던 감정보다 훨씬 더 많이 억눌렀다. 이것이 '감정적인 잿더미'를 축적시켰고, 그것이 이제 태양신경총 차크라의 불 에너지를 덮어 끄고 있으며 당신의 생각과 행위에서 자생성과 강인함을 빼앗고 있는 것이다.

심지어 오늘도 당신은 순응함으로써 수용과 인정을 얻으려 하고 있지만, 당신이 성취하는 모든 것은 당신 자신의 생생한 욕망과 감정의 거부와 불충분한 통합이다. 어려운 상황을 마주할 때 당신은 메스

꺼움과 불확실함을 느끼거나, 아니면 당신 행위가 무질서하고 어지러워질 만큼 신경과민이 된다.

만일 가능하다면, 당신은 인생에서의 모든 새로운 도전을 피하고 싶어질 것이다. 예사롭지 않은 경험들이 당신을 두렵게 만들어 이른바 '생존을 위한 몸부림'에 대처할 수 있는 능력이 없다고 느낀다.

세 번째 차크라를 정화·활성화시킬 수 있는 방법들

자연 경험하기

황금빛 햇빛은 태양신경총 차크라의 빛과 따뜻함 그리고 에너지에 해당한다. 의식적으로 자신을 그 영향력에 개방시킨다면, 그것이 당신 안에 있는 이러한 특질들을 소생시켜 줄 것이다.

태양빛에 적셔진 익은 밀밭의 묵상은 태양의 따뜻함과 찬란한 힘의 대응물로서 명백한 풍요로움의 경험을 전해 준다.

해바라기를 바라본다면, 당신은 그 복잡한 꽃 모양의 통일성에서 나선형의 패턴들을 볼 것이며 그 잎들은 가슴으로부터 황금빛을 흘려 보낸다. 이 자연스러운 만다라의 묵상 속에 당신 자신을 잠겨들게 함으로써 당신은 내적인 합일성의 경험 안에서 에너지와 기쁨으로 그러나 부드럽고 우아하게 밖을 향해 방사되는 질서정연한 춤과 같은 움직임이 존재한다는 것을 배울 것이다.

소리 요법

음악: 세 번째 차크라는 불 같은 리듬으로 활성화된다. 소리들이 조화롭게 상호 작용하는 오케스트라 음악은 태양신경총 차크라의 에너지를 조화시키기에 적합하다. 이 중추에서 활동이 과다할 경우, 내적인 중추로 당신을 이끌어 주는 모든 유형의 이완시켜 주는 음악이 당신을 진정시키도록 도와 줄 것이다.

모음: 'God'(gód)란 단어에서처럼 열린 '오(o)'는 태양신경총 차크라와 관련되며, '미' 음으로 불러야 한다. '오' 소리는 외부를 향해 유도되는 원형(圓形)의 움직임을 일으킨다. 그것은 내면의 전체성 안에서 존재의 현현을 자극한다. 열린 '오'는 또한 가슴 차크라의 '아(a)'를 향해 기울어짐으로써 팽창과 풍부함 그리고 기쁨을 수반한다.

만트라: 람(RAM)

색채 요법

맑고 화창한 노란색은 세 번째 차크라의 작용을 활성화 · 보강시켜 준다. 노란색은 우리의 신경과 생각을 강화시켜 주지만 타인들과의 접촉과 상호 작용도 촉진시켜 준다. 그것은 내적 피로감을 보충해 주며, 기쁨과 상쾌한 이완을 창조한다. 만일 당신이 너무 소극적이거나 몽상적이라면, 맑은 노란색이 삶에 적극적으로 개입되도록 당신을 도와 줄 것이다. 게다가 그것은 육체적 · 영적 수준에서 소화를 도와 주기도 한다.

황금색조는 심리적인 문제나 병이 있을 경우에 그 병을 깨끗이 씻어 주고 이완시켜 줄 것이다. 그것은 정신적인 활동을 강화시켜 주고 경험에서 성장하는 지혜를 촉진시켜 준다.

보석 요법

호안석: 호안석은 내 · 외적인 시각을 뒷받침해 준다. 그것은 마음을 영민하게 해 주며, 우리 자신의 허물을 인정하고 그에 따라 행동할 수 있도록 도와 준다.

호박: 호박은 따뜻함과 자신감을 제공해 준다. 태양 에너지는 보다 커다란 기쁨과 보다 맑은 빛으로 우리를 안내해 준다. 그것은 새로운 통찰력을 전해 주며 삶에서 우리 자신의 참나를 실현할 수 있는 방법을 가르쳐 준다. 그리하여 호박은 또한 사업에서의 성공도 가져다준다.

육체적인 수준에서 그것은 유기체를 정화시켜 주며, 소화 체계와 내분비선을 균형 잡도록 도와 주고, 간을 깨끗하고 튼튼하게 해 준다.

토파즈: 태양의 찬란한 에너지인 황금빛 토파즈는 따뜻한 빛으로 우리를 채워 준다. 그것은 보다 커다란 의식 · 영민함 · 맑음 · 기쁨 ·

생생함으로 우리를 풍요롭게 해 준다. 게다가, 그것은 감정적인 부담과 우울한 생각들을 없애 버린다. 이는 근심과 우울함을 극복하도록 도와 줄 수 있다. 더군다나, 토파즈는 몸 전체를 강화시켜 주고 자극해 주며 정신적·육체적인 소화를 도와 준다.

황수정: 황수정은 일반적으로 웰빙·따뜻함·생생함·안전·신뢰의 느낌을 일으킨다. 그것은 경험한 것을 소화하고 직관적인 인식을 의식적인 행위로 변형시키도록 도와 준다. 그것은 또한 내·외적인 풍부함을 끌어당겨 목표를 성취하도록 도와 준다.

물리적 몸의 수준에서, 그것은 유독한 물질을 배설하고 소화 문제와 당뇨를 치료하도록 도와 준다. 더욱이, 그것은 혈액과 신경을 소생시켜 준다.

아로마 요법

라벤더: 라벤더 오일은 활동이 과다한 세 번째 차크라를 진정·이완시켜 주는 효과를 가지고 있다. 그 부드럽고 따뜻한 진동은 막힌 감정을 '소화'시켜 용해하도록 도와 준다.

로즈메리: 로즈메리에서 추출된 싸한 오일은 불충분하게 작용하는 태양신경총 차크라의 경우에 아주 적절하다. 자극을 주고 상쾌하게 해 주는 그 영향력은 타성을 극복하고 행위를 위한 즉응력(卽應力)을 기르도록 도와 준다.

베르가모트: 베르가모트 나무 열매에서 추출된 오일의 진동은 그

안에 상당한 빛을 지니고 있다. 그 신선하고 레몬 같은 향기는 생명 에너지를 강화시켜 주며 자신감과 자기 확신을 준다.

우선적으로 세 번째 차크라를 통해 작용하는 요가 형태

카르마 요가: 카르마 요가는 비이기적인 행위를 통하여 행위의 가능한 결과와 개인적인 이익에 대해 더 이상 생각하지 않도록 도와 준다. 카르마 요가를 통해 우리는 신성한 의지에 우리 자신을 개방하며 우리의 행위를 자연스러운 창조의 우주적 에너지와 조화시킨다.

네 번째 차크라

가슴 차크라
또는 가슴 중추로도 알려져 있는
아나하타 차크라

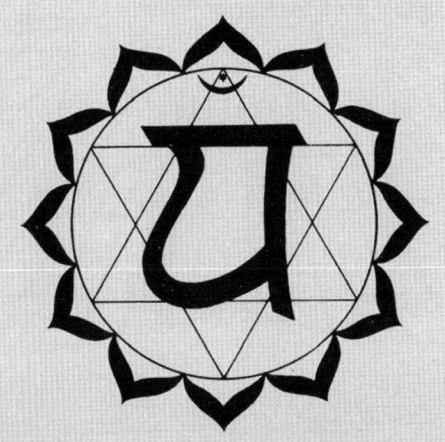

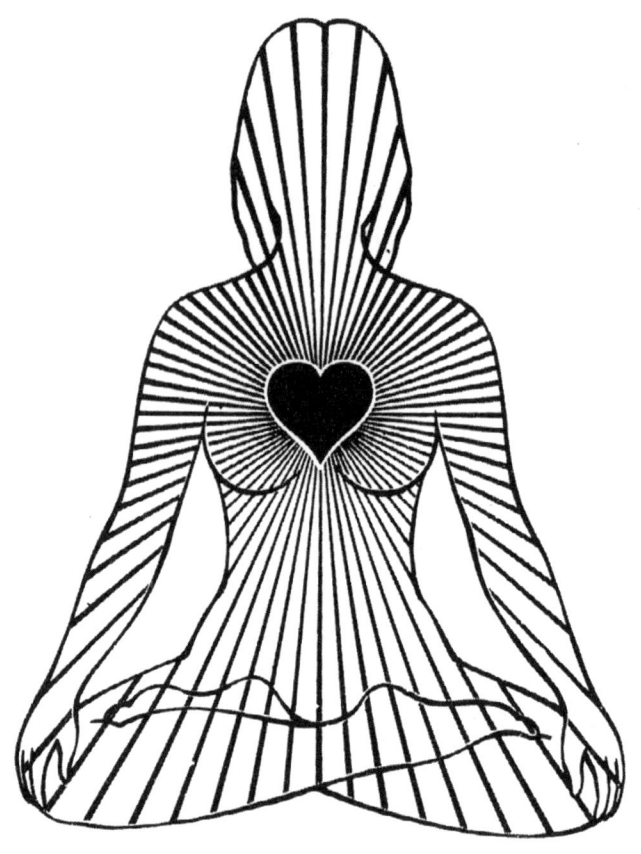

네 번째 차크라는 가슴과 같은 높이로 가슴의 중심에 자리하고 있다.
그것은 앞을 향해 열린다.

네 번째 차크라와 그에 관련된 특징들

색: 녹색, 그러나 분홍색과 금빛도 있음.

관련 원소: 공기.

감각: 촉각.

상징: 열두 잎의 연꽃.

기본 원리: 헌신, 자기포기.

관련되는 몸의 부분: 심장, 흉부와 흉부 공동을 포함한 등 윗부분, 허파의 아래 부위, 혈액과 혈액순환 체계, 피부.

관련 샘: 흉선(가슴 샘)

흉선은 성장을 조절하고 림프 체계를 제어한다. 그것은 면역 체계를 자극·강화시키는 작용도 한다.

관련되는 점성학상의 별자리와 행성:

사자자리/태양: 감정적인 따뜻함, 성실함, 관대함.

천칭자리/금성: 접촉, 사랑, 조화를 위한 노력. 참나의 증대.

토성: 개인적인 자아의 극복, 그리하여 이기심 없는 사랑을 가능하게 함.

네 번째 차크라의 목적과 작용

가슴 차크라는 전체 차크라 체계의 중심이다. 그것은 보다 낮은 세 개의 육체적·감정적 중추들을 보다 높은 정신적·영적 중추들과 연결시켜 준다. 그 상징으로서의 육각형은 보다 낮은 세 개의 차크라와 보다 높은 세 개의 차크라들이 어떻게 서로에게 영향을 미치는가를 명쾌하게 보여 준다. 네 번째 차크라는 공기 원소와 촉각에 속한다. 이는 심장의 유연성, 접촉을 할 수 있는 능력, 접촉되고자 하며 동시에 모든 것과 접촉하고자 하는 자발성을 암시한다. 여기에서 우리는 남들과 감정 이입하고 교감할 수 있는 능력, 우주적인 진동에 우리 자신의 파장을 맞춰 그것과 결합할 수 있는 능력을 발견한다. 같은 에너지 중추를 통해 우리는 자연의 아름다움뿐만 아니라 음악과 시각적인 예술 그리고 시에서 발견할 수 있는 조화도 인식한다. 네 번째 차크라에서 이미지와 말 그리고 소리는 느낌으로 변형된다.

가슴 차크라의 목적은 사랑을 통해 완전한 합일을 성취하는 것이다. 깊고 친밀한 접촉에 대한 갈망, 단일성과 조화 그리고 사랑에 대한 모든 갈망은 이런 느낌들이 슬픔, 고통, 이별이나 사랑의 상실에 대한 두려움 등으로 변장하여 우리에게 올 때도 가슴 차크라를 통해 표현된다. 그 순수하고 완전히 개방된 상태에서 네 번째 차크라는 그 자신을 위해서만 존재하며, 그러므로 소유될 수도 상실될 수도 없는 무조건적인 진실한 사랑의 중추를 형성한다. 보다 높은 차크라들과 연결될 때 이 사랑은 우리로 하여금 삼라만상에 편재해 있는 신성한 존재를 자각하게 해 주며, 우주의 모든 것이 이 가슴과의 통일성으로 우리를 인도하여 신성한 사랑인 박티로 스스로를 변형시킨다. 이 목표를 성취하기 위한 과정에서 우리의 가슴은 남들과의 일상적인 삶에 "좋아."라고 말할 수 있기 전에, 그 선결 조건인 우리 자신의 인격을 사랑하고 이해하며 수용하는 법을 배워야 한다.

우리의 모든 경험과 소망 그리고 감정은 보다 깊은 의미를 가지고 있다는 것, 그것들의 목적이 서로 다른 여러 가지 배움의 단계들을 통해 모든 것을 포용하는 질서로 우리를 다시 이끌어 줄 것이라는 것, 그리고 일단 그것을 받아들인다면 삶의 모든 느낌과 표현은 사랑에 대한 그리고 삶과의 합일에 대한 갈망에서 오는 것이며 결국은 그것들도 사랑의 표현이라는 것을 네 번째 차크라에서 발견할 수 있다.

우리는 모든 부정과 거부로 분리와 부정성을 소생시키지만, 긍정과 애정 깃든 수용, 의식적인 수긍은 부정적인 형태의 표현이나 느낌이 생존할 수 없는 진동을 일으킨다. 강렬한 비탄이나 분노 또는 절망의 느낌들은 당신이 그것들에게 애정을 기울이고, 선입관 없이 분산되지 않는 주의를 기울일 때는 무력화될 수 있다는 것을 아마 알아차렸을 지도 모른다. 만일 그렇지 않다면 그것을 이따금씩 시도해 보라.

만일 당신이 통증이나 병으로 고통을 겪고 있다면, 몸의 아픈 기관이나 부분에 애정 깃든 주의를 주는 것은 회복을 엄청나게 가속화시킬 수 있다. 그러므로 우리는 가슴 차크라로 우리 자신뿐만 아니라 타인들을 위해서도 변형과 치유를 위한 커다란 잠재력을 소유하고 있는 것이 된다. 우리가 우리 인격의 모든 부분을 가슴 깊은 곳으로부터 사랑하고 온전히 받아들이는 법을 배운다면, 우리는 완전히 변형되거나 치유될 수 있다. 이 같은 사랑이 남들을 위한 충족적인 사랑, 자비, 이해, 그리고 모든 삶을 포함하는 팽창적인 기쁨의 선결 조건이 된다.

가슴 차크라의 에너지는 극도로 강하게 흘러나오므로, 열린 가슴 차크라는 타인들을 자발적으로 치유해 주거나 변형시키는 영향력을 가질 수 있다. 그러나 의도적인, 의식적인 치유의 경우에는 제3의 눈 (내면의 눈) 차크라가 그 과정에 포함되어야 한다.

가슴 차크라는 녹색과 분홍색 그리고 때로는 금빛으로도 빛을 발산한다. 녹색은 치유와 교감 그리고 조화의 색이다. 만일 깨달은 사람(오라를 '볼 수 있는' 사람)이 어떤 사람의 가슴 차크라에서 맑고 옅은 녹색을 인지한다면, 이는 잘 개발된 치유 능력을 암시하며, 분홍색이 섞인 금빛 오라는 순수하고 이기심 없는 신성한 사랑 속에 사는 사람을 나타낸다.

가슴 차크라는 우리의 가장 깊고 가장 생생한 사랑을 느낄 수 있는 자리로 종종 일컬어지기도 한다. 이 에너지 중추를 통해 우리는 영혼의 보편적인 부분, 우리 안에 있는 저 신성의 불꽃과의 만남을 확립할 수도 있다. 가슴 차크라는 또한 제3의 눈 즉 이마 차크라를 열기 위한 인식을 정제시키는 데 결정적인 역할을 하는데, 우리로 하여금 창조의 보다 미묘한 면들을 잘 받아들이게 만드는 것은 바로 가슴의 헌신이기 때문이다. 그리하여 이마 차크라의 보다 높은 능력들은 가슴 차크라의 전개와 동시에 개발된다.

이 이유 때문에 동·서양의 많은 영적 수련들이나 영적 학문들은 특히 가슴 차크라의 개방에 집중되어 있다.

조화로운 작용

다른 모든 차크라와의 조화 속에서 함께 작용하는 완전히 열린 가슴 차크라는 당신을 신성한 사랑을 위한 통로로 변형시킬 것이다. 당신의 가슴 에너지는 당신 주위의 세계를 변화시킬 수 있으며, 당신 주위에 있는 사람들을 결합시키거나 화해시키거나 심지어 치유해 줄 수도 있다. 당신은 자연스러운 따뜻함과 성실함 그리고 행복을 발산하게 된다. 이는 당신 주위 사람들의 가슴을 열어 주며, 신뢰를 고무시켜 주고, 기쁨을 창조한다. 자비와 돕고자 하는 자발성은 당신에게 극히 자연스럽게 온다. 당신의 감정에는 내적인 동요, 갈등, 의심, 불확실성이 없다. 당신은 주는 기쁨으로 동기를 부여받으면서 사랑을 위해 사랑하므로 그 과정에서 뭔가 얻기를 기대하지 않는다. 당신은 삼라만상과 더불어 안전함과 편안함을 느낀다. 당신은 당신 가슴을 당신이 하는 모든 것에 쏟는다.

당신 가슴속의 사랑은 또한 당신으로 하여금 삶의 모든 현상에서 일어나는 우주적인 분열과 새로운 결합의 게임에 눈을 뜨게 할 것이다. 그리고 삶의 모든 현상은 신의 사랑과 조화에 의해 유지되고 충만해진다. 당신은 경험을 통하여 신과의 재결합에 대한 갈망은 삶의 신성한 면으로부터의 분리와 이 분리에서 생기는 슬픔에 근원을 두고 있다는 것을 알게 된다. 신의 참된 사랑으로 성장하는 무한한 기쁨을 경험하기 위해서는 분리가 먼저 일어나야 한다.

이 '가슴의 지혜'를 통해 당신은 이 세상과 사람들에게 일어나는 일들을 새로운 눈으로 보게 된다. 당신 가슴속의 사랑은 신과 그의 창조물에 대한 사랑이 성장하고 번성하도록 돕는 모든 노력을 자발적으로 뒷받침해 준다. 모든 존재는 생물이든 무생물이든 당신의 가슴속에 살고 있다는 것을 당신은 깨닫는다. 더 이상 당신은 삶을 멀리서 보면서 그것이 자신과 아무런 관계가 없다고 생각하지 않게 될 것이다. 당신은 모든 존재를 당신 자신의 삶의 부분으로 보게 된다.

살아 있음의 느낌이 당신 안에서 아주 튼튼히 자라 당신은 가장 순수하며 가장 근원적인 형태의 '삶'이 진정으로 의미하는 것, 곧 신성한 사랑과 축복의 영원한 표현을 이해하기 시작할 것이다.

조화롭지 않은 작용

 부실하게 작용하고 있는 가슴 차크라는 다양한 방식으로 표현된다. 당신은, 예컨대, 언제나 타인들을 위해 거기 있으면서 그들에게 자유롭게 사랑을 주고 싶지만, 사랑의 원천과 진정으로 연결되어 있지 않을 수도 있다. 은밀하게, 아마도 그것을 의식하지 않거나 또는 그것을 인정하면서, 당신은 당신이 주는 모든 '사랑'의 대가로 언제나 인정과 보증을 기대하며, 당신의 노력이 충분히 인정되지 않을 때는 깊은 실망을 느낀다.

 또한, 당신은 당신 힘의 일부를 주어 버릴 수 있을 만큼 충분히 강하다고 느끼고 있을 수도 있다. 그럼에도 당신은 남들이 당신에게 주기 원하는 사랑을 받아들일 수 없으며, 받는 것에 당신 자신을 열지 못한다. 상냥함과 부드러움은 당신으로 하여금 당혹스러움을 느끼게 만든다. 아마도 당신은 다른 사람들의 사랑이 필요하지 않다고 자신에게 말할지도 모른다. 물리적 몸의 수준에서 이 태도는 지나치게 팽창되고 확대된 흉부를 가지게 되는데, 이는 내면의 갑옷으로 모든 부류의 공격과 고통에 대한 방어를 가리킨다.

불충분한 작용

　가슴 차크라의 부적절한 작용은 당신을 상처에 매우 취약하게 만들며 타인들의 사랑과 애정에 의존하게 만든다. 거부를 당했을 때, 당신은 특히 자신을 개방시키고자 하는 용기를 가지고 있었으므로 깊이 상처를 받는다. 이럴 때 당신은 자신의 내적인 껍질 속으로 물러나고 싶은 생각이 들며 슬프고 침울해진다. 당신은 사랑을 주고 싶지만 거부당하는 것에 대한 두려움 때문에 사랑을 주는 바른 길을 찾지 못하게 된다. 그리고 당신의 관점에서 볼 때, 이는 오히려 당신의 단점과 무능력을 확인해 주게 된다.

　아마도 당신은 대단히 우호적이고 유익한 방식을 채택함으로써 당신의 애정 결핍을 보충하려 할 것이다. 그렇게 함에 있어, 당신은 진정으로 개입되지 않고 다소 비인격적으로 모든 사람을 똑같이 대접한다. 가슴이 요구될 때마다, 상처가 무섭기 때문에 당신은 가능한 한 상황을 피하거나 당신 자신을 차단하려 한다.

　만일 당신의 가슴 차크라가 철저히 닫힌다면, 이는 냉정함이나 무관심 또는 심지어 '비정함'으로까지 표현될 수 있을 것이다. 혹 어떤 것을 느끼기 위해서 당신은 강한 외부적 자극을 필요로 할 것이다. 당신은 균형을 잃고 우울증으로 고통을 겪게 될 것이다.

네 번째 차크라를 정화·활성화시킬 수 있는 방법들

자연 경험하기

손상되지 않은 푸른 시골길을 조용히 걷는 것은 언제나 가슴 차크라를 통해 당신의 존재 전체를 조화시켜 준다. 모든 꽃송이는 사랑과 천진무구한 기쁨의 메시지를 전해 주며, 당신 가슴속에 똑같은 특질들을 활짝 피워 준다. 분홍색 꽃들은 가슴 차크라 에너지의 부드러운 소생과 치유에 특히 적합하다.

얇고 부드러운 구름이 떠 있는 분홍빛 하늘은 우리 가슴을 환하게 해 주고 넓혀 준다. 하늘에 있는 이 빛깔들의 아름다움과 부드러움이 당신을 에워싸서 데려가 버리게 하라.

소리 요법

음악: 유익한 효과로 당신 가슴을 생명의 춤에 동참하게 만드는 동양과 서양의 전통 음악이나 뉴에이지 음악 또는 종교적인 신성한 음악은 어떤 유형이든지 가슴 차크라에 적합하다. 그것은 사랑의 힘을 일깨우고, 소생·조화시키는 방식으로 가슴 차크라에 영향을 줄 것이다. 움직임 속에서 창조의 조화로움과 기쁨을 표현하는 성스러운

종교적인 춤과 명상의 춤은 가슴 차크라에 매우 적합하다.

모음: 모음 '아(ah)'는 가슴 차크라에 속하며 '파' 음으로 불러야 한다. '아' 소리는 감탄사 "아(ah)!"에서 표현되듯이, 가슴의 직접적인 자각을 상징한다. 그것은 모든 소리 가운데 가장 개방적이며, 인간의 목소리에서 가장 풍부한 훌륭한 표현이다. '아' 소리는 모든 현상들의 편견 없는 수용, 사랑을 낳는 수용을 표현한다. 그것은 아직은 '좋아.'와 '나빠.'를 구별하지 못하는 아기들이 자신들의 느낌을 '나타내기' 위해 가장 빈번히 사용하는 소리이다.

만트라: 얌(YAM)

색채 요법

녹색: 우리 행성의 초원과 숲의 색은 우리에게 조화와 연민을 심어 주며, 우리로 하여금 화해의 손을 잡게 한다. 우리는 공감 속에서 내적인 평화와 고요함을 경험한다. 더욱이, 녹색은 몸과 마음 그리고 영혼을 새롭게 해 주는 효과를 가지고 있으며 우리에게 새로운 에너지를 제공해 준다.

분홍색: 부드럽고 포근한 분홍색의 진동은 가슴속의 긴장을 이완시켜 주고, 사랑과 부드러움의 느낌을 일깨워 주며, 천진난만한 행복의 느낌을 되돌려 줄 수 있다. 이런 진동은 창조적인 활동을 자극해 주기도 한다.

보석 요법

장미석영: 부드러운 분홍빛의 장미석영은 부드러움과 상냥함 그리고 사랑을 북돋아 준다. 그것은 냉혹함이나 배려의 부족 또는 경솔함으로 야기된 가슴의 상처를 치유해 주는 애정이 깃든 진동으로 당신의 영혼을 감싸며, 사랑을 더 자유롭게 주고받을 수 있도록 당신의 영혼을 열어 준다.

장미석영은 당신 자신을 수용하고 사랑하는 법을 가르쳐 주며, 남들과 모든 창조물들에게 사랑과 포근함을 나타내도록 당신의 가슴을 열어 준다. 그것은 당신으로 하여금 음악, 시, 그림, 그리고 그 밖의 예술 형태의 아름다움을 잘 받아들이게 만들어 주며, 당신의 상상력과 창조적인 표현력에 생기를 불어넣어 준다.

전기석: 분홍빛을 띠는 붉은색 전기석은 편협한 감정으로부터 당신을 끌어내 주며 당신의 가슴을 열어 주고 팽창시켜 준다. 그것은 기쁨을 가져다주는 사랑을 의식하게 해 주며, 천진한 기쁨, 영적인 춤 또는 유희 속에서 창조의 아름다움으로 표현된 신성한 사랑의 여성성에 당신을 이어 준다. 그리하여 그것은 신성한 사랑과 세속적인 사랑의 다양한 표현을 통합시켜 준다.

깎여져 얇은 조각의 형태로 종종 볼 수도 있는, 녹색으로 테두리진 분홍색 전기석은 분홍색을 띤 붉은색 전기석의 팽창적인 특질을 녹색의 진동과 결합시켜서 치유하고 조화시키므로 특히 귀중하다.

쿤차이트: 쿤차이트[10]는 보다 높은 사랑의 부드러운 분홍색을, 신

성과의 합일을 뒷받침해 주는 왕관 차크라의 보라색과 결합시킨다.

쿤차이트는 가슴 차크라를 신의 사랑을 향해 열어 주어, 당신이 비이기심과 온전함으로 당신의 가슴을 발전시킬 수 있도록 도와 준다. 그것은 당신을 올바르게 만들어 줄 것이며, 혹 당신이 이 길을 떠난다 할지라도 언제나 당신을 다시 그리로 이끌어 줄 것이다.

에메랄드: 에메랄드는 일체를 포용하는 사랑의 보석인데, 그것은 모든 수준에서 사랑을 강화·심화시켜 주기 때문이다. 그것은 평화와 내적인 조화를 제공해 주면서, 또한 당신을 자연의 에너지에 들어가게 할 것이다. 더군다나, 그것은 그 찬란한 빛과 같도록 당신을 자극하며, 아직 그렇지 못한 부분들을 당신에게 보여 준다.

에메랄드는 치유 에너지를 우주에서 지구로 끌어당긴다. 그것은 재생시키고, 원기를 회복시키며, 상쾌하게 하고 그리고 이완시켜 준다.

옥: 옥의 부드러운 녹색빛은 평화, 조화, 가슴의 지혜, 공평함, 겸양을 가져다준다. 옥은 우리 심장을 이완시켜 주며, 우리를 진정시켜 주고, 모든 자연의 아름다움을 발견하고 경험하게 하여 삼라만상에 대한 이해와 사랑을 강화시켜 준다. 안절부절못하며 불안할 경우에 옥은 안도감을 가져다줄 것이며, 평화롭게 잠자고 기분 좋은 꿈을 꾸도록 도와 줄 것이다.

아로마 요법

장미유: 소중한 장미유만큼 우리의 안녕을 조화시켜 주는 향기는 없다. 그 부드럽고 애정 깃든 진동은 가슴의 상처를 달래 주고 치유해 준다. 그것은 세상 어디에서나 사랑, 아름다움, 조화에 대한 인식을 일깨워 준다. 깊은 기쁨과 헌신을 위한 적응력이 우리 가슴속으로 들어온다. 장미유는 또한 관능적인 쾌락을 자극하고 정제시켜, 동시에 그것을 초월적인 사랑으로 변형하도록 도와 준다.

우선적으로 네 번째 차크라를 통해 작용하는 요가 형태

박티 요가: 박티 요가는 헌신과 신의 사랑을 통해 신성을 실현하도록 이끌어 주는 길이다. 헌신자들은 자신들의 느낌을 심화하고 강화시켜 그 느낌을 신에게로 유도한다. 그들은 모든 것을 신과 관련시키며, 모든 것에서 신을 인식하고, 신에 대한 사랑 속에서 신화(神化)된다.

다섯 번째 차크라

목 또는 목구멍 차크라,
커뮤니케이션 중추라고도 하는
비슈다 차크라

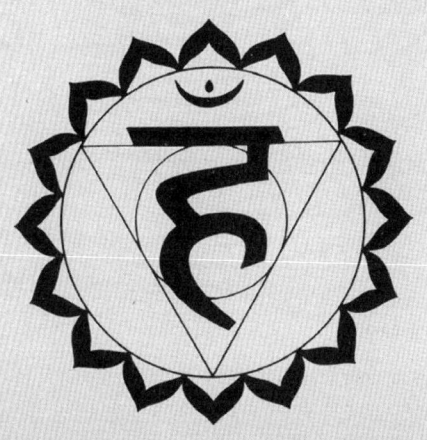

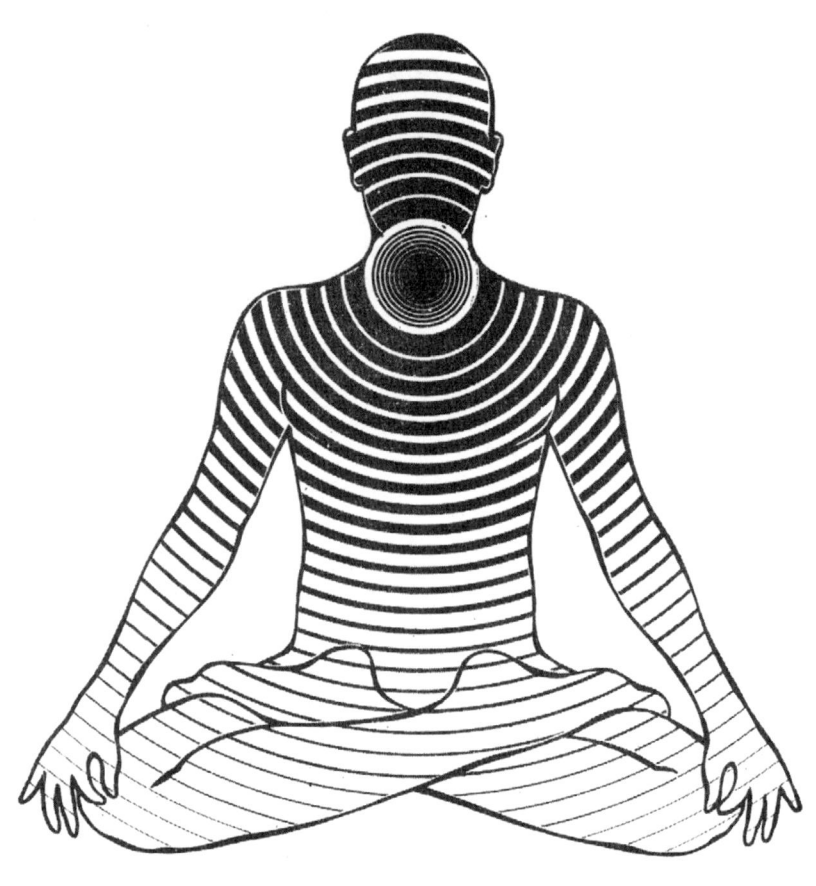

다섯 번째 차크라는 목의 구렁과 후두 사이에 자리하고 있다.
그것은 목의 척추골에서 시작되며, 앞으로 향해 열린다.

다섯 번째 차크라와 그 관련 특징들

색: 엷은 파랑, 은색 또는 녹색을 띤 파란색.

관련 원소: 에테르.

감각: 청각.

상징: 열여섯 잎의 연꽃.

기본 원리: 존재의 울림.

관련되는 몸의 부분: 목, 목구멍과 턱, 귀, 음성, 호흡 기관, 기관지, 허파 상부, 식도, 팔.

관련 샘: 갑상선

갑상선은 골격과 내부 기관 성장에 중요한 역할을 한다. 그것은 육체적 성장과 영적 성장 사이의 균형을 관장하며, 신진대사를 통해 음식이 에너지로 변형되는 방식과 속도 그리고 이 에너지의 사용을 조절한다. 그뿐만 아니라, 갑상선은 요오드 즉 옥소의 대사 작용, 그리고 혈액과 세포 조직의 칼슘 균형도 제어한다.

관련되는 점성학상의 별자리와 행성:

쌍둥이자리/수성: 커뮤니케이션, 지식과 경험의 교류.

화성: 적극적인 자기표현.

황소자리/금성: 형태와 공간에 대한 느낌.

물병자리/천왕성: 신성한 영감, 지식과 보다 높은 지혜의 전달, 독립성.

다섯 번째 차크라의 목적과 작용

목구멍 차크라는 인간의 표현 · 커뮤니케이션 · 영감 능력의 중추이다. 그것은 목에 자신의 자리를 가지고 있으며, 후방으로 열리는 보다 작은 2차적인 차크라에 연결되어 있다. 이 두 가지 에너지 중추는 종종 하나로 여겨지기도 한다. 목 차크라는 그 작용에 있어서 목구멍 차크라와 아주 밀접하기에 우리는 그것을 다섯 번째 차크라에 대한 해석에 통합시켰다.

다섯 번째 차크라는 또한 보다 낮은 차크라와 왕관 중추 사이의 중요한 연결고리를 구성한다. 그것은 우리의 생각과 느낌, 충동과 반응 사이의 다리 역할을 한다. 동시에, 모든 차크라의 내용을 외부 세계와 소통시킨다. 목구멍 차크라를 통해 우리는 우리 안에 살아 있는 모든 것, 곧 우리의 웃음과 울음, 사랑과 행복의 느낌, 근심과 공격성, 의도와 욕망뿐만 아니라 우리의 이상과 지식 그리고 내적인 세계의 인식을 표현한다.

목구멍 차크라에 배정되는 원소는 에테르이다. 요가의 가르침에서 그것은 보다 낮은 차크라를 형성하는 기본적인 원소(흙, 물, 불, 공기)로 여겨진다. 에테르는 또한 소리와 모든 말뿐만 아니라 신성한 창조의 말씀의 매개이기도 하다. 그것은 간단히 이야기해서, 소통시키는 원소 또는 모든 존재 수준에서의 정보의 중재자이다.

우리의 내적인 삶의 소통은 먼저 말을 통해서, 그리고 음악, 시각 예술과 행위 예술, 춤 등과 같은 창조적인 형태의 표현을 통해서도 일어난다. 목구멍 차크라에서 천골 차크라의 창조성이 다른 차크라의 에너지와 결합하며, 에테르는 이들 에너지들이 외부 세계로 소통되는 형태가 된다.

그러나 우리는 자신 안에서 찾는 것만을 표현할 수 있을 뿐이다. 따라서 다섯 번째 차크라의 과업 가운데 하나는 우리에게 일정한 내적인 거리를 제공해서 우리로 하여금 우리의 생각과 행위를 반추할 수 있게 하는 것이다. 목구멍 차크라를 더 많이 개발할수록 우리는 마음의 몸을 더 많이 의식하게 되며, 마음의 몸의 작용과 정서의 몸, 에테르의 몸, 물리적 몸의 작용을 더 많이 구별할 수 있게 된다. 그 결과, 우리의 생각은 감정과 물리적 몸의 감각에 더 이상 지배되지 않으며, 이러한 것은 객관적인 인식을 가능하게 해 준다.

에테르는 아카샤로 정의되기도 한다. 아스트랄의 빛(astral light)에는 시간이 시작된 이래 모든 사건, 행위, 생각이 기록되어 있다. 만일 우리가 끝없는 공간과 무한한 하늘처럼 넓게 열린다면, 우리에게는 가장 깊은 수준의 지식과 통찰력이 부여될 것이다. 에테르의 옅은 청색은 목구멍 차크라의 빛깔이기도 하다. 그러한 깊은 지식을 성취할 수 있는 최상의 길은 평온한 상태에서 우리의 내적인 공간과 외적인 공간의 소리를 듣는 것이다. 청각의 감각 작용은 다섯 번째 차크라에 해당된다. 여기서 우리는 귀를 열고 창조의 분명한 음성과 비밀스런 음성을 듣는다. 그리고 우리가 자신의 내적인 음성을 듣고 내적인 영과 접촉을 시작해서 그 영감을 받는 것은 바로 이 차크라에서다. 우리는 또한 우리를 인도하는 보다 높은 차원에 대해 확고한 신뢰를 가지게 된다. 우리는 인생에서의 우리 자신의 진정한 사명, 우리의 다르마(Dharma)를 의식하게 된다. 우리의 내적인 세계들과 존재의 미묘한 수준들이 물질 세계처럼 실재한다는 것을 깨닫는다. 우리는 보다 미묘한 실재의 영역들과 보다 높은 차원들로부터 정보를 흡수·전송할 수 있는 것이다. 이 신성한 영감은 자기표현의 기본적인 요소가 된다.

다섯 번째 차크라를 통해 우리는 존재의 모든 수준에서 자신의 개인적인 완성의 표현을 찾는다.

조화로운 작용

완전히 열린 목구멍 차크라로 당신은 당신의 느낌과 생각 그리고 내적인 지식을 자유롭고 두려움 없이 표현하며, 또한 당신의 연약함을 드러내거나 강인함을 보여 줄 수도 있다. 당신 자신과 남들에 대한 당신의 내적인 정직함은 당신의 곧은 자세로 표현된다.

당신은 인격 전체로 자신을 충분히 표현할 수 있는 능력을 소유하고 있다. 적절할 경우, 당신은 침묵하면서 모든 가슴과 이해로 남들의 말을 들을 수도 있다. 당신의 언어는 상상력이 풍부하고 다채로우면서도, 동시에 아주 명쾌하다. 그것은 당신의 소망을 충족하기 위한 가장 효과적인 방법으로 당신의 의도를 전달한다. 당신의 음성은 성량이 풍부하며 선율적이다. 어려움과 저항에 직면할 때, 당신은 자신에게 충실히 머물면서도, 자신의 뜻이 아닐 경우 "안 돼."라고 말할 수 있다. 다른 사람들의 의견이 당신을 흔들거나 조종하지 못한다. 오히려, 당신은 자신의 독립성과 자유 그리고 자결권을 유지한다. 편견에서 벗어나고 커다란 내적 광활함을 소유하면서, 당신은 미묘한 차원들의 실재에게 열려 있다. 그것들로부터 당신은 인생 여정에서 당신을 이끌어 주는 자신의 내적인 음성의 인도를 받는다. 당신은 신뢰를 가지고 당신 자신을 이 인도의 손길에 맡긴다. 창조의 모든 현현은 그 나름대로의 개별적인 메시지를 가지고 있다는 것을 당신은 깨닫는다. 그들은 자신들의 삶, 우주 게임에서의 자신들의 역할, 전체성과 빛을 위한 자신들의 분투에 대해 당신에게 말한다. 당신은 다른 존재 영역들의 생명과 직접 소통할 수 있는 능력을 소유하고 있으며, 적절하다고 생각될 때마다 남들의 반응과 의견을 두려워하지 않고 자신이 얻은 지식을 그들에게 건네준다. 창조적인 표현을 위해 당신이 이용하는 모든 수단은 지혜와 진실을 전해 줄 수 있다.

당신의 내적인 독립성과 존재 전체의 자유로운 표현으로부터 깊은 기쁨 그리고 완성과 완전함의 느낌이 생긴다.

조화롭지 않은 작용

만일 당신의 목구멍 차크라의 에너지가 차단되었다면, 이는 마음과 몸 사이의 소통을 방해할 것이다. 이것은 서로 다른 두 가지 방식으로 일어날 수 있다. 당신은 당신의 감정에 대해 성찰하는 것이 어렵다는 것을 알게 되며, 그러므로 해결되지 않은 감정을 무분별한 행위로 종종 표현하기도 할 것이다. 그렇지 않다면, 당신의 지적 능력으로 당신 안에서 자신을 차단하여 자신의 감정들이 생생하게 표현되지 못하게 할 수도 있다. 당신이 인정하는 유일한 감정은 자기 판단의 여과기를 거쳐 주위 사람들의 판단과 모순이 되지 않는 경우이다. 무의식적인 죄의식의 느낌과 당신 자신의 고유한 두려움이 당신의 참나를 보여 주지 않도록, 가장 깊은 당신의 생각과 감정 그리고 욕구를 자유롭게 표현하지 못하도록 방해한다. 대신에, 당신은 자신의 참된 존재를 수많은 말과 몸짓으로 감추기 위해 애쓴다.

당신의 언어는 소란스럽고 거칠거나 차갑고 사무적이다. 당신은 말을 더듬을 수도 있다. 당신의 목소리는 비교적 크며, 당신의 말에는 보다 깊은 의미가 결여되어 있다. 당신은 자신에게 그 어떤 나약한 모습도 허락하지 않고 어떻게 해서라도 강하게 보이려 부단히 애쓴다. 그 결과, 당신은 필시 자신을 커다란 압력 아래에 둘 것이다. 그것은 삶의 요구들이 당신의 어깨를 너무 무겁게 짓누르는 것일 수도 있다. 이런 경우에 당신은 추가적인 부담에 맞서 자신을 보호하고 새로운 공격에 대비하기 위해 방어적인 방식을 취하면서, 어깨를 들어 올리고 목을 끌어들인다.

다섯 번째 차크라의 조화롭지 않은 작용은 남들을 조종하거나 청산유수 같은 말로 자신들에게 주의를 끌어당기기 위해 자신들의 표현 능력을 남용하는 사람들에게서도 볼 수 있다.

일반적으로 목구멍 차크라에 차단된 에너지를 가지고 있는 사람들은 존재의 미묘한 차원들을 인식하기 위한 선결 조건인 개방성과 내적인 확장 그리고 독립성이 결여되어 있기 때문에 이런 영역들에 접근할 수 없다.

그럼에도 불구하고 당신은 깊은 내적인 지식을 소유하고 있을 가능성이 있다. 당신은 남들의 판단과 고립을 두려워하여 단지 살기를 두려워하거나 그 두려움을 표현하기를 저어할 뿐이다. 이 깊은 지식은 시나 그림 또는 그 밖의 자생적인 표현 수단의 형태로 억지로 펼쳐질 수도 있는데, 당신은 마지못해 그것들을 남들과 공유한다. 당신의 영적인 에너지들은 당신의 머릿속에서 꼼짝 못할 수가 있다. 그때 그것들의 변형된 힘은 당신이 감정의 흐름을 찾는 데 어려움을 줄 것이며, 보다 낮은 차크라의 에너지는 당신이 삶에서 내적인 영성을 실현하기 위해 필요로 하는 힘과 안정성을 보다 높은 차크라에게 제공하지 않을 것이다.

불충분한 작용

목구멍 차크라의 불충분한 작용은 당신 자신을 보여 주고 표현할 수 있는 능력을 방해한다. 당신은 내적인 참나를 철저히 억제한다. 당신은 수줍어하며 조용하고 움츠려 있으며, 외부적인 삶의 사소한 것들에 대해서만 이야기할 것이다.

보다 깊은 생각과 느낌을 표현하려 할 경우, 당신은 재빨리 목구멍에 혹이 생겨 목소리가 부자연스럽게 나올 것이다. 여기서는 말더듬의 증세가 조화롭지 않은 작용의 경우에서보다 훨씬 더 빈번하다. 타인들에 관해서, 당신은 그들의 판단에 대해 불확실함과 두려움을 느끼므로 당신이 원하는 것을 종종 진정으로 모른다. 당신은 영혼의 메시지를 만나지 못하고, 직관적인 힘을 신뢰하지 않는다.

다섯 번째 차크라를 개발하지 않으면 일정한 경직성이 시작될 것이다. 당신은 외부 세계만을 타당한 실재로 받아들이기 때문에 당신 스스로 쌓은 벽 뒤의 공간에서 대부분의 시간을 보내며 당신의 잠재력을 표현하는 공간은 작고 한정적이다.

다섯 번째 차크라를
정화·활성화시킬 수 있는 방법들

자연 경험하기

구름 한 점 없는 하늘의 투명한 옅은 푸른색은 목구멍 차크라의 반응을 자극한다. 하늘색을 완전히 흡수하기 위해서는 바닥에 드러누워 긴장을 풀면서 끝없는 창공의 광활한 공간에 당신의 내적인 존재를 개방시켜라. 당신은 당신의 마음이 어떻게 열리고 맑아지는지, 목구멍 차크라가 어떻게 수축하고 경직되는지, 그리고 그것이 어떻게 점차적으로 용해되어 가는지를 느낄 것이다. 이제 당신의 가슴은 신성의 '메시지'를 받아들일 준비가 되어 있다.

맑은 물줄기에 어리어 있는 파란 하늘의 영상은 당신의 느낌을 넓혀 주고 해방시켜 주는 효과가 있을 것이며, 부드러운 파도 소리는 당신의 감춰진 감정들과 그것들이 당신에게 말해야 하는 것을 자각하게 해 줄 것이다. 하늘과 물의 진동하는 에너지가 당신 자신에게 속속들이 스며들게 한다면, 당신의 마음과 기분은 서로를 완벽히 증대시킬 것이다.

소리 요법

음악: 높은 음조가 풍부한 모든 종류의 음악이나 노래뿐만 아니라, 명상적인 분위기 속에서 춤추거나 노래하는 것도 특별한 자극의 효과가 있다. 목구멍 차크라를 조화, 이완시키기 위해서는 반향 효과(에코 효과)가 있는 평화스러운 뉴에이지 음악을 들어라. 그것은 '내적인 귀'를 자유롭게 해 주고 넓혀 주며 열어 준다.

모음: '솔' 음으로 불러야 하는 모음 '에(eh)'는 다섯 번째 차크라를 소생시켜 준다. '아(ah)'에서 '에(e)'까지 아주 아주 천천히 부른다면 '에(eh)'가 일정한 짧은 지점에서 출현한다는 것을 알아차리게 될 것이다. 마치 목구멍이 머리를 몸에 이어 주듯이, 목구멍 차크라의 '에(eh)'도 가슴('아(a)')과 마음('에(e)')을 결합하고 연결시켜 주면서 그것들의 에너지를 외부로 보내 준다. '에(eh)'를 부르면, 모든 차크라 음의 대부분이 압력을 필요로 한다는 것을 알게 될 것이며, 다섯 번째 차크라의 표현(ex 'pression')의 기초를 이룬다는 것도 알게 될 것이다.

만트라: 함(HAM)

색채 요법

옅고 맑은 색조의 파란색은 목구멍 차크라에 배정된다. 이 빛깔은 평온함과 광활함을 창조하며 당신의 영적인 영감을 향해 활짝 열어 준다.

보석 요법

남옥: 남옥의 옅은 청색은 구름 한 점 없는 하늘을 비추는 바다를 닮았다. 그러므로 그것은 당신 영혼의 무한한 광활함을 반영하고 있는 거울로, 당신의 영혼이 바뀔 수 있도록 도와 준다. 그것은 또한 가장 깊숙한 당신의 존재와의 소통을 촉진시켜 당신 영혼의 감춰진 영역들에 빛과 명료함을 가져다준다. 그 진동은 순수함과 자유 그리고 광활함으로 당신 영혼을 채우면서, 당신으로 하여금 환상적인 명료함과 직관적인 이해를 잘 받아들이게 만든다. 남옥은 또한 이 지식을 자유롭고 창조적으로 표현할 수 있도록 당신을 도와 준다. 그 영향력 아래 당신의 영혼은 이기심 없는 사랑과 치유력의 통로가 될 수 있다.

터키석: 터키석의 빛깔 안에서 우리는 하늘의 청색과 지구의 녹색 사이의 재합일을 발견한다. 그리하여 터키석은 영혼의 높은 이상들을 우리 행성의 태초의 생명 에너지와 결합시킨다. 그것은 영적인 생각과 지식들을 표현해서 지상의 삶과 통합시킬 수 있도록 도와 준다. 게다가, 긍정적인 에너지를 흡수해서 부정적인 영향력에 대항하여 우리의 몸과 영혼을 보호해 준다.

옥수: 청백색의 옥수는 갑상선에 대한 긍정적인 효과를 가지고 있다. 그것은 마음을 진정시키고 균형을 잡아 주는 영향력을 발휘하여, 잦은 성냄과 과민성을 줄여 준다. 그것은 이완시켜 주는 영향력을 통해 내적인 영감의 문을 열어 주며, 연설이나 저술을 통한 창조적인 자기표현을 촉진시켜 준다.

아로마 요법

세이지: 세이지의 싸한 향기는 '언어의 자리' 안으로 치유의 진동을 보낸다. 그것은 목구멍 차크라의 긴장을 풀어 주고 우리로 하여금 조화롭고 힘차게 표현하도록 하며, 영혼의 내적인 메시지를 효과적으로 전달하도록 도와 준다.

유칼립투스: 유칼립투스 오일의 상쾌한 향기는 다섯 번째 차크라를 맑게 하고 또 넓혀 준다. 그 진동은 우리를 내적인 목소리를 향해 열어 주며 우리의 소통 수단을 창조적이고 자연스럽게 해 준다.

우선적으로 다섯 번째 차크라를 통해 작용하는 요가 형태

만트라 요가: 만트라는 어떤 신성한 면들을 반영하는 명상적인 주문이다. 그것은 소리 없이 암송하거나 큰 소리로 노래하거나 영창할 수 있다. 만트라를 암송하면 생각과 감정들이 점점 변형되어, 주어진 만트라로 표현되는 신성한 우주적 에너지에 헌신자의 파장이 맞춰진다.

초월명상은 이 점에서 예외가 된다. 그것은 헌신자가 만트라의 가장 미묘한 면들까지 초월하여 가장 순수한 존재 형태를 경험할 수 있을 때까지, 점점 더 미세하고 미묘해지는 의식 수준에서 만트라를 경험할 수 있게 해 주는 테크닉으로 되어 있다. 이 절차는 초월명상에 잠기는 동안 여러 번 일어난다.

여섯 번째 차크라

이마 차크라, 제3의 눈, 지혜의 눈,
내면의 눈 차크라, 명령 차크라로도
알려져 있는
아갸나 차크라

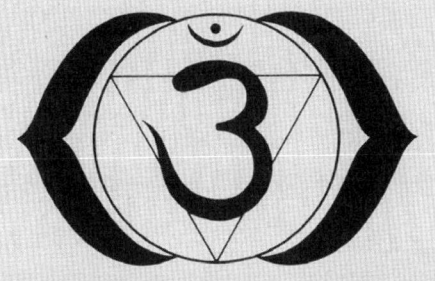

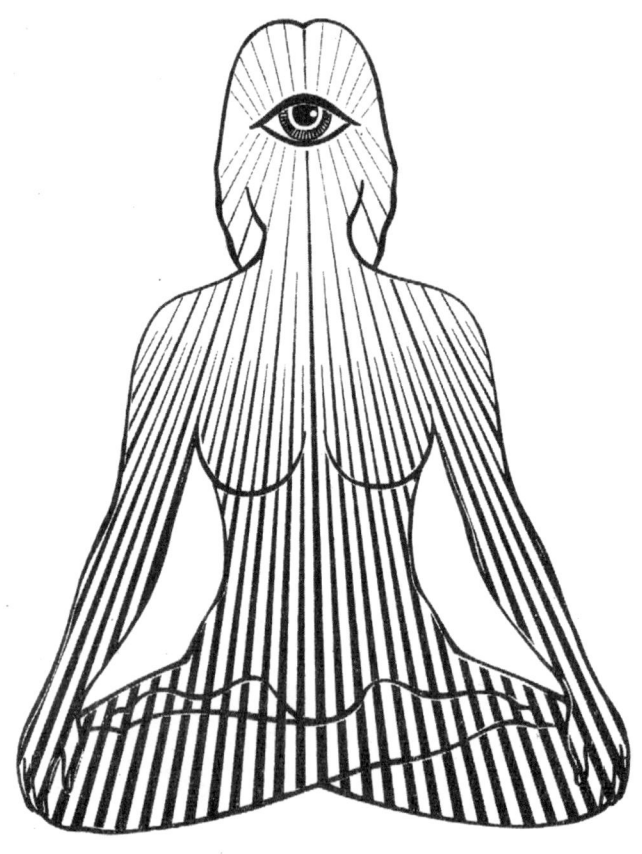

여섯 번째 차크라는 콧마루에서 손가락 하나 너비 위, 이마의 중심에 자리하고 있다. 그것은 앞을 향해 열린다.

③
여섯 번째 차크라와 그 관련 특징들

색: 남색, 또는 노란색이나 보라색.

감각: 초감각적 인식을 포함한 모든 감각.

상징: 아흔여섯 잎의 연꽃(2×48잎).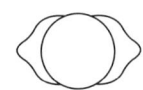

기본 원리: 존재의 지식.

관련되는 몸의 부분: 얼굴, 눈, 귀, 코, 공동(空洞), 소뇌, 중추 신경계.

관련 샘: 뇌하수체

뇌하수체는 그 분비 활동이 다른 분비샘들의 작용을 제어하기 때문에 때때로 '분비샘의 주인(master gland)'으로 일컬어지기도 한다.

오케스트라의 지휘자처럼 그것은 다른 분비샘들의 조화로운 상호 작용을 확립시킨다.

관련되는 점성학상의 별자리와 행성:

수성: 지적인 인식, 이성적인 생각.

궁수자리/목성: 전체론적인 생각, 내적인 상호관계의 깨달음.

물병자리/천왕성: 신성하게 고취된 생각, 보다 높은 지식, 직관의 섬광.

물고기자리/해왕성: 상상, 직관, 헌신을 통한 내적인 진리들에 접근.

여섯 번째 차크라의 목적과 작용

존재의 의식적인 인식은 여섯 번째 차크라를 통해 일어난다. 그것은 보다 높은 마음의 힘, 지적인 분별의 힘, 기억과 의지의 자리이다. 물리적 몸의 수준에서 그것은 최고의 중추 신경계의 통제소이다.

그 실제적인 빛깔은 맑은 남색이지만 노란색과 보라색도 볼 수 있다. 이 빛깔들은 다양한 의식 수준에서의 서로 다른 작용을 나타낸다. 이성적이거나 지적인 생각은 노란색 복사 에너지를 생산할 수 있는 반면, 맑은 남색은 직관과 전체론적인 인식을 암시한다. 초감각적 인식은 보라색으로 나타난다.

삶에서의 모든 깨달음은 잠재의식에 있는 감정이나 실재에 대한 지식으로 생길 수 있는 생각이나 투사된 이미지보다 먼저 일어난다. 마음의 힘에 의해서, 우리는 제3의 눈을 통해 현현의 절차와 연결되어 있다. 창조물에 나타나 있는 모든 지식은 이미 존재하며, 한 알의 씨앗이 다 자란 식물에게 필요한 모든 정보를 내포하고 있는 것과 같이, 순수한 '존재' 안에 모든 지식이 포함되어 있다. 양자 물리학은 이 영역을 '표준화된 장' 또는 '물질의 가장 낮은 자극의 영역'이라고 한다.

창조적인 절차는 자신 안에서 휴식하고 있는 '존재'가 자신의 존재를 의식하게 될 때 시작된다. 주체와 객체 사이에 최초의 관계가 일어나며, 그리하여 이원성이 생성된다. 무형의 '존재'는 첫 진동을 나타낸다.

이 첫 진동에서, 최초의 진동은 자각의 발달에 한 발자국 내딛으며, 새롭고 차별화된 진동의 패턴을 창조한다. 이렇게 순수한 에테르적 존재로부터 가장 밀도가 높은 물질에 이르기까지, 모든 수준의 창조는 인간의 삶에 포함되어 있으며, 다시 다양한 진동의 수준으로 차크라에 나타난다. 그리하여 창조의 절차는 또한 우리 안에서, 그리고 우리를 통해 일어난다.

제3의 눈은 의식이 성취되는 자리이기 때문에, 우리가 물질을 만들어 내고 그것을 비물질화하는 것은 바로 여기에서이다. 우리는 물리적 몸의 수준에서 새로운 실재들을 창조하고 낡은 것들을 용해시킬 수 있다.

그러나 일반적으로 이 절차는 저절로, 그리고 우리의 의식적인 행위 없이 일어난다. 삶에서 대부분의 결정적인 생각들은 용해되지 않은 정서적 패턴에 의해 제어를 받으며 우리와 타인들의 의견과 편견에 의해 프로그램화 된다. 그러므로 정서적으로 무거운 짐을 진 마음은 종종, 주인이 아니라, 때로는 우리를 지배하기도 하는 생각의 하인이기도 하다.

이런 생각들은 또한 우리 삶 속에도 나타나는데, 우리가 외부에서 인식하고 경험하는 것은 우리의 주관적인 현실의 표현일 뿐이기 때문이다.

의식을 개발하고 제3의 눈을 점점 더 많이 뜨게 됨으로써, 우리는 이 절차를 더 의식적으로 조절할 수 있으며, 우리의 상상력은 우리의 소망을 충족시키기 위한 에너지를 창조할 수 있을 것이다. 열린 가슴 차크라와 함께 우리는 가까운 곳과 먼 곳으로 모두 치유 에너지를 내보낼 수 있다.

동시에 우리는 물리적인 몸의 현실 너머에 있는 모든 수준의 창조에 접근할 수 있다. 이에 대한 지식은 직관이나 투시 또는 과민한 청각이나 느낌의 형태로 우리에게 온다. 우리가 전에는 막연하게만 생각했던 것들이 이제는 분명하게 인식된다.

조화로운 작용

오늘날에는 언제나 진보된 의식 상태를 수반하는, 완전하게 열린

제3의 눈을 가진 사람들이 아주 적다. 그러나 불완전한 개발에도 불구하고 여섯 번째 차크라는 다른 그 어떤 차크라보다 훨씬 더 조화롭게 작용할 수 있다. 이는 적극적인 마음과 진보된 지적 기술로 표현된다. 과학적인 탐구의 전체론적인 추구나 광범위한 철학적 진실들에 대한 깨달음은 부분적으로 열려 조화롭게 작용하고 있는 제3의 눈 차크라의 표시일 수 있다.

당신은 필시 잘 개발된 시각화의 능력과 많은 것들을 직관적으로 이해할 수 있는 역량을 소유하고 있을 것이다. 당신의 마음은 가라앉아 있으며, 동시에 신비주의적인 진리들에 열려 있다. 현상의 세계는 다만 비유, 물리적인 수준에 나타난 영적 원리의 상징일 뿐이라는 것을 당신은 더욱더 깨닫는다. 이상주의와 환상은 사고의 핵심 요소들이다. 당신은 생각과 관념들이 결국에는 실현된다는 것을 이따금씩 알아차린다.

제3의 눈이 더 많이 개발될수록, 당신의 생각은 실재에 대한 직접적인 내적 자각에 더 많은 근거를 두게 된다. 점점 더 많은 사람들이 투시력이나 특정한 존재의 수준들에서 예리해지는 감성과 같은 여섯 번째 차크라의 기술을 개발하고 있다. 또 어떤 사람들은, 예컨대, 수면이나 명상 중에 다른 실재 차원들로의 일시적인 통찰력을 성취하기도 한다.

그러나 열린 제3의 눈이 할 수 있는 기술과 인식의 전체 범위를 서술한다는 것은 불가능하다. 그것은 많은 분량의 책을 쓰는 것이 될 것이며, 그러면 우리는 남들의 정보에 의지해야 할 것이다. 그럼에도 불구하고 우리는 당신이 어떻게든 여섯 번째 차크라를 철저히 개발할 경우, 그 다음에 어떤 현상이 나타날 것인가에 대한 전반적인 사실을 알려 주고 싶다.

무엇보다도 먼저, 당신은 세계를 새로운 방식으로 인식할 것이다. 이성적인 생각의 한계는 완전히 초월될 것이다. 당신의 사고는 입체적으로 될 것이며, 서로 다른 창조 영역들로부터 당신이 받아들인 정보를 성장하고 있는 당신의 모든 자각의 능력에 자발적으로 통합시킬 것이다.

물질 세계는 당신에게 투명해질 것이다. 마치 당신의 의식이 신성을 위한 거울로 봉사하는 것처럼, 물질 세계는 미묘한 모든 존재의 수준에서 일어나는 에너지의 춤을 비출 것이다. 당신의 초감각적 인식은 매우 선명해서 당신은 외부적인 것들의 표면 밑에서 작용하고 있는 에너지를 직접 인식한다. 더군다나, 당신은 이런 에너지를 의식적으로 조절하여 그 에너지에 맞는 당신 나름대로의 현현의 형태를 창조할 수도 있다. 그럼에도 불구하고 당신이 초과할 수 없는 한계들이 여전히 존재하게 되는데, 이는 자연의 질서가 언제나 유지될 것이라는 것을 뜻한다.

당신의 직관과 내적인 통찰력은 모든 미묘한 실재의 수준들로 가는 길을 열어 줄 것이다. 물질적인 창조의 수준과 순수한 '존재' 사이에는 무수한 세계들이 있다는 것, 그리고 그것들에는 매우 다양한 생명 형태들이 거주하고 있다는 것을 당신은 깨달을 것이다. 다면적인 창조의 드라마가 당신의 내적인 눈앞에 펼쳐질 것이며, 늘 새로운 형태와 수준의 실재에는 한계가 없어 보일 것이다. 이 신성한 '창조의 춤'의 광경은 당신을 심오한 경외감으로 채워 줄 것이다.

조화롭지 않은 작용

조화롭지 않게 작용하고 있는 여섯 번째 차크라의 가장 빈번한 결과는 정신적인 영역의 지나친 강조이다. 당신의 삶은 거의 배타적으로 이성과 지능에 의해서만 결정된다. 삶의 모든 면을 지적인 방식으로 구성하려 하므로 당신은 이성적인 마음으로 인식하는 것만을 받아들인다. 당신의 지적인 기술은 매우 잘 개발되어 있을 수 있으며 당신은 예리한 분석의 재능을 소유하고 있을지도 모르지만, 사물을 보는 전체론적인 방식과 당신이 경험하는 모든 것을 단일한, 우주적인 자연스러운 균형의 법칙으로 통합시킬 수 있는 능력이 결여되어 있다.

당신은 쉽게 지적인 오만의 희생자가 될 수 있다. 당신이 받아들이는 유일한 것들은 마음이 이해할 수 있는 것들, 과학적인 방법으로 증명하여 입증될 수 있는 것들이다. 당신은 영적인 통찰력을 비과학적이고 비현실적인 것이라 하여 거부한다.

조화롭지 않게 작용하고 있는 제3의 눈 차크라가 가질 수 있는 또 다른 영향은 단순히 당신의 힘을 증명해 보이거나 개인적인 욕구를 만족시키기 위해, 마음의 힘으로 사람들이나 사건들에 영향을 주려 하는 것이다. 이 경우에는 태양신경총 차크라가 통상적으로 균형을 잃고 있으며, 가슴 차크라와 왕관 차크라가 약간 개발되어 있을 뿐이다. 만일 당신의 제3의 눈이 그 장애에도 불구하고 상대적으로 크게 열려 있다면, 당신의 의도가 자연스러운 삶의 흐름에 반한다 할지라도, 당신은 이 일에서 성공할 수 있을지도 모른다. 그러나 조만간 당신은 고립의 느낌에 포위될 것이며, 애써 얻으려 했던 만족은 오래 지속되지 않을 것이다.

여섯 번째 차크라에서 잘못된 에너지의 가능한 또 다른 결과는 기초 차크라(당신을 '땅에 발을 붙이고 서게 하는' 원소)가 동요될 때, 그리고 다른 차크라들이 조화롭게 작용하고 있지 않을 때 발생한다. 보다 미묘한 인식 수준들에 접근할 수 있음에도 불구하고, 당신은 당신이 받는 이미지들과 정보의 참된 의미를 파악하지 못할 수도 있다. 용해되지 않은 정서적 패턴들 때문에 그것들은 당신 자신의 상상력과 뒤섞인다. 이런 주관적인 이미지들은 너무 강하고 지배적이어서 당신은 그것들을 유일한 진리로 여기기 시작한다. 당신은 당신의 주관적 이미지들을 외부 세계로 투사하며, 결국엔 실재와의 접촉을 상실한다.

불충분한 작용

여섯 번째 차크라의 에너지 흐름이 상당히 차단될 경우에, 당신이 보고 받아들일 유일한 실재는 눈으로 볼 수 있는 외부의 세계일 것이다. 당신의 삶은 물질적인 욕망과 육체적인 욕구 그리고 사려 깊지 않은 감정들에 지배된다. 당신은 영적인 성찰과 토론을 긴장과 시간 낭비로 보며, 영적인 진실들을 아무런 실질적인 쓸모가 없는, 지각없는 몽상의 산물로 보기 때문에 그것들을 거부한다. 당신의 생각은 확립된 사회의 경향에 따라 방향이 설정되어 있다.

당신은 벅찬 상황 속에서 쉽게 허둥댄다. 당신은 필시 건망증이 심하기도 할 것이다. 여섯 번째 차크라가 불충분하게 작용하면 종종 통찰력이 손상되는데, 이때 당신은 자신 안을 더 가까이 들여다보아야 하며 표면 아래에 놓여 있는 영역들을 알아야 한다.

극단적인 경우에 당신의 사고는 갈피를 못 잡고 혼란스러울 것이며 미해결된 정서적 패턴들에 의해 전적으로 결정될 것이다.

여섯 번째 차크라를 정화·활성화시킬 수 있는 방법들

자연 경험하기

제3의 눈은 별이 총총히 박힌 짙푸른 밤하늘의 묵상으로 자극될 수 있다. 이 자연의 경험은 엄청나게 다양한 형태로 표현되어 있는 모든 현현의 끝없는 광활함에 당신의 마음을 열어 준다. 그것은 공간의 무한성 속에서 천체들의 춤으로 대변되는, 눈에 보이는 삶의 뒤에 있는 미묘한 에너지의 체계와 법칙들을 당신에게 알려 준다.

소리 요법

음악: 당신은 당신의 마음을 이완 · 개방시켜 주고 우주적인 차원들의 이미지와 느낌을 불러일으키는 그 어떤 소리든지 활용할 수 있다. 뉴에이지 음악은 이 점에서 특히 적합할 것이지만 동서양의 고전 음악 작품들도 있으니(서양의 경우 특히 바하의 작품들), 이것들도 제3의 눈 차크라를 자극하고 조화시킨다.

모음: 이 차크라는 '라' 음으로 불러야 하는 모음 '이-(e)'(easy를 발음할 때의 'e')로 활성화된다. 그것은 위로 향하는 움직임을 일으키며, 새로운 통찰력으로 이끌어 주는 영감의 힘을 나타낸다.

만트라: 크샴(KSHAM)

색채 요법

투명한 남색은 여섯 번째 차크라를 개방하고 정화시켜 주는 효과를 가지고 있다. 그것은 마음에 내적인 평온함과 명료함 그리고 깊이를 제공해 주며, 감각들을 강화하고 치유해 줄 뿐만 아니라 미묘한 인식의 수준들을 향해 우리를 열어 주기도 한다.

보석 요법

청금석: 청금석의 짙은 청색에서 우리는 밤하늘의 별처럼 흩어져

있는 금빛 황철광 함유물을 볼 수 있다. 청금석은 우주 안에 있는 안전의 느낌을 우리 영혼에게 전해 준다. 그것은 마음을 안으로 이끌어 주며, 에너지를 강화시켜 주고, 마음으로 하여금 보다 높은 원리들을 깨닫게 해 준다. 우리의 직관과 내적인 통찰력을 자극함으로써, 그것은 물질 세계의 숨겨진 의미와 그 뒤에서 작용하고 있는 에너지를 깨닫게 해 준다. 그것은 또한 삶과 우주의 기적들에 대한 깊은 기쁨으로 우리를 채워 준다.

남빛 사파이어: 맑고 투명한 사파이어는 우주적인 지식과 영원한 진실들에 우리의 마음을 열어 주며, 그 진동은 우리 몸과 영혼을 정화하고 변형, 갱신시켜 주는 효과를 가지고 있다. 그것은 유한성과 무한성 사이에 다리를 놓아 주며 신성한 사랑과 인식의 흐름으로 우리의 의식을 흘러가게 한다. 그것은 또한 영적인 길에서 진리를 찾고 있는 영혼들에게 명료함을 가져다준다.

소달라이트: 짙은 청색의 소달라이트는 우리 마음을 정화시켜 주며, 더 깊이 생각할 수 있게 해 준다. 그 고요한 광휘는 우리를 고요함으로 채워 주며 신경을 강화시켜 준다. 그것은 또한 진부한 생각들을 용해시키도록 도와 주며, 우리가 우리의 견해에 충실하고 우리의 생각과 지식, 그리고 일상생활에 적응하기 위해 필요한 신뢰와 에너지를 준다.

아로마 요법

박하: 상쾌한 박하 향은 제3의 눈의 영역 안에 있는 방해물을 용해

시켜 주며, 한계를 짓는 낡은 생각들을 없애도록 도와 준다. 그것은 마음을 맑게 해 주고 밝혀 주며 집중력을 촉진시켜 준다.

재스민: 재스민의 좋은 꽃향기를 통해 우리 마음은 보다 깊은 진실의 메시지를 전해 주는 이미지들과 광경들을 향해 열린다. 그 진동은 감각을 예리하게 해 주며, 제3의 눈 차크라의 에너지를 가슴 차크라의 에너지와 결합시켜 준다.

우선적으로 여섯 번째 차크라를 통해 작용하는 요가 형태

갸나 요가: 갸나 요가는 실재와 비실재, 영원함과 무상함을 구별할 수 있는 마음의 역량을 개발하기 위한 근본이 되는 자각의 길이다. 갸나 요기는 불변하며 영원무궁한 오직 하나의 실재 곧 신이 있다는 것을 깨닫는다. 명상과 분별력을 통해 헌신자는 자신의 마음이 신의 현현되지 않은 면과 하나가 될 때까지 오로지 절대성에만 초점을 맞춘다.

얀트라 요가: 얀트라는 그 모든 면에서 신성한 존재를 나타내는 기하학적인 형태를 묘사하고 있는 그림의 상징이다. 그것은 시각화를 도운다. 명상하고 있는 사람은 얀트라의 상징들에 철저히 잠겨들어, 내적인 묵상으로 내면에서 얀트라를 시각화한다.

일곱 번째 차크라

두정(頭頂) 중추
또는 천 개의 연꽃 잎으로도 알려진
사하스라라 차크라
또는 왕관 차크라

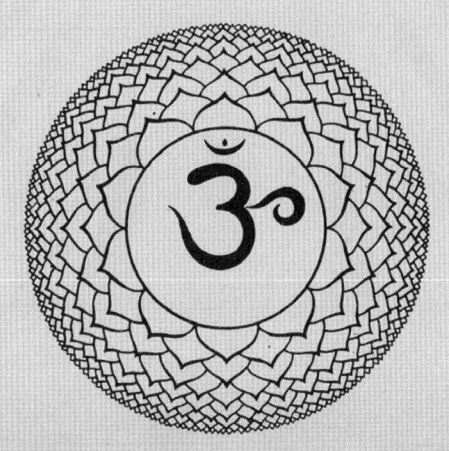

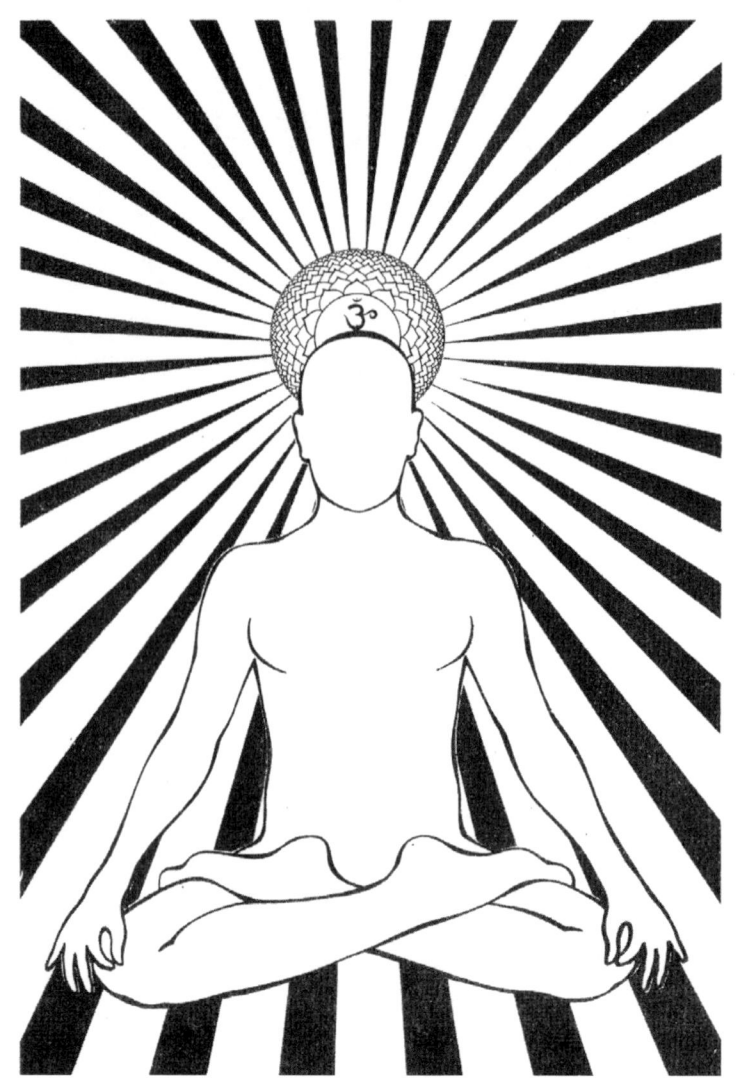

일곱 번째 차크라는 머리 중앙의 가장 높은 지점에 자리하고 있다.
그것은 위쪽을 향해 열린다.

일곱 번째 차크라와 그 관련 특징들

색: 보라색, 또한 흰색과 금색도 있음.

상징: 천 잎의 연꽃.

기본 원리: 가장 순수한 존재.

관련되는 몸의 부분: 대뇌.

관련 샘: 송과선

송과선의 영향력은 과학적으로 결정되지는 않았다. 필시 그것은 우리의 전체 유기체에 영향을 줄 것이다. 이 샘의 부실 작용은 미숙한 성적 성숙으로 이어진다.

관련되는 점성학상의 별자리와 행성:

염소자리/토성: 내면을 바라보며, 근원에 집중하고, 신성한 빛이 물질을 투과함.

물고기자리/해왕성: 한계의 소멸, 헌신, 무소부재한 존재와의 단일성.

일곱 번째 차크라의 목적과 작용

왕관 차크라는 최고의 인간 완성의 자리이며, 머리 위에 맴도는 것으로 종종 나타내지기도 한다. 그것은 무지개의 모든 색으로 빛나지만 지배적인 빛깔은 보라색이다. 이 차크라의 바깥 꽃은 960개의 잎으로 이루어져 있다. 안쪽에서는 금빛이 산재된 흰빛으로 빛나고 있는, 12개의 잎이 있는 두 번째 꽃을 볼 수 있다.

마치 스펙트럼의 모든 빛깔이 무색의 빛으로 통일되듯이, 최고의 차크라는 보다 낮은 중추들의 모든 에너지를 자신 안에서 통일시킨다. 그것은 다른 모든 차크라 에너지의 현현을 위한 원천이자 출발점이다. 여기서 우리는 모든 현현되지 않은 형태와 특징들을 포함하는 '존재'의 수준과 연결된다.

우리가 집에 있는 것과 같은 느낌을 가지는 것은 바로 이 차크라에서다. 여기서부터 우리는 이전에 삶으로의 여정을 시작했으며, 우리의 발전의 끝에서 이곳으로 돌아갈 것이다. 여기서 우리는 살면서, 모두 부분을 이루고 있는 태초의 신성한 원리와의 합일성을 경험한다. 우리의 개인적인 에너지 장은 우주와 하나가 된다.

우리가 지적으로, 그리고 뒤에 직관적으로 이해하는 모든 것은 이제 완전한 이해의 지점에 도달한다. 일곱 번째 차크라에 의해 우리에게 주어지는 자각은 제3의 눈 차크라에 의해 전해지는 지식을 훨씬 능가하는데, 여기에서 우리는 더 이상 인식 대상과 분리되어 있지 않기 때문이다. 우리는 우리가 그 부분이 된 신성한 의식의 연극으로서 창조의 가장 다채로운 표현들, 곧 우리 자신의 몸들을 경험한다.

일곱 번째 차크라의 천 개의 길은 보라색으로 암시된다. 보라색은 명상과 헌신의 빛깔이다. 우리는 보다 낮은 여섯 가지 에너지 중추들의 활성화에 의식적으로 영향을 줄 수 있지만, 일곱 번째의 경우에 우리가 할 수 있는 모든 것은 우리 자신을 열어 만사가 우리를 통해 일어나도록 하는 것이다.

일곱 번째 차크라가 펼쳐지면, 다른 여섯 가지 차크라에 남아 있는 방해물들이 용해되며, 그것들의 에너지는 가능한 최고의 진동수로 진동하기 시작한다. 각 차크라는 그 자신의 특정한 수준에서 신성한 존재의 거울로 작용하며 자신에게 가능한 최고의 잠재력을 표현한다.

왕관 차크라가 완전히 일깨워지자마자, 우주적인 에너지를 흡수하는 그 과업이 끝나게 되어 그것은 자발적으로 에너지를 발산하기 시작한다. 하나의 연꽃이 만개하여, 말하자면, 머리 위에서 순수한 빛의 왕관을 형성한다.

조화로운 작용

　일곱 번째 차크라에는 자체의 방해물은 없다. 그것은 더 개발되든지 덜 개발되든지 할 뿐이다.
　왕관 차크라가 열리기 시작할 때 당신은 내적인 존재와 외적인 삶의 구분이 배경 속으로 물러나는 순간을 더욱더 많이 경험할 것이다. 당신의 의식은 완전히 평온하고 열려 있으며, 당신은 모든 물질을 포함하는 무소부재한 순수한 존재의 부분으로 당신의 진정한 참나를 경험한다.
　왕관 차크라의 개발이 증가하면서 이런 순간들은 영원한 실재가 될 때까지 더 빈번히 일어난다. 당신의 참나가 이 최종적인 깨달음의 단계를 위해 준비될 때, 그것은 아주 갑작스럽게 일어날 수 있다. 당신은 마치 긴 꿈에서 깨어난 것처럼, 그리고 마침내 이제는 실재 속에서 살기 시작하고 있다는 것을 느낄 것이다. 당신의 발전에는 퇴보가 없을 것이다. 당신은 당신 자신을 빈 용기로 변형시켰으며, 신성한 존재가 그 그릇을 흘러넘치도록 채운다. 당신은 자신의 참나, 유일한 영원한 실재를 찾았다는 것을 깨닫는다. 당신의 개별적인 자아는 보편적인 자아로 변형되었다. 당신은 창조자의 목적을 당신의 행동 속에서 행위로 옮기며, 당신이 발산하는 빛은 신성의 현존을 잘 받아들이는 사람들의 가슴을 열어 준다. 뭔가를 알고 싶을 경우 당신은 그에 따라 주의를 보내기만 하면 되는데, 왜냐하면 신성한 존재와의 합일성을 통해 모든 것은 당신 안에 존재하기 때문이다. 창조는 당신 자신의 끝없는 의식 안에서 일어나는 게임이다.

물질은 신성한 의식 안에 있는 생각의 한 형태일 뿐이므로 자체로는 진정으로 '존재하지' 않는다는 것을 당신은 깨닫는다. 당신이 지금까지 실재하는 것으로 받아들인 모든 것은 환영이 된다. 당신은 가장 커다란 공(空)을 경험하지만 이 공은 가장 커다란 풍부함과 동일한데, 그것은 가장 순수한 정수(essence)에 있어서는 생명이기 때문이다. 그리고 이 신성한 정수는 순수한 희열이다.

당신이 특히 왕관 차크라의 에너지에 열려 있는 7년 주기의 세월 동안, 이전에는 불가능하다고 여겼을 통찰력과 전체성의 깊이를 개발할 수 있다. 명상과 이기심 없는 헌신은 당신이 신성한 근원과 함께 있다는 통찰력을 제공해 주며 일원성의 느낌을 경험하도록 도와 준다. 당신은 자신 안에 더 많이 머무르기 위해서 이 기회를 이용해야 한다.

이러한 맥락에서, 아기의 숫구멍[11]이 그 인생의 첫 9-24개월 동안 열려 있는 것을 주목하는 것은 흥미롭다. 지상에서의 이 최초의 삶의 기간 동안 유아들은 분리되지 않은 일원성의 자각 속에서 산다.

대부분이 닫힌 일곱 번째 차크라의 특징들

우리가 본 것처럼, 여기까지 서술된 모든 차크라의 개방과 조화는 우리에게 많은 지식과 경험 그리고 기술을 제공해 줄 수 있다. 그러나 왕관 차크라의 개방이 없이는 우리는 풍요로움과 전체성에서 분리되었음을 느낄 것이며 두려움에서 완전히 벗어나지 못할 것이다. 차크라 안에서 방해물의 잔재를 유지시키는 것은 바로 이 두려움이다. 전체적인 가능성의 범위를 펼치지 못해, 개인들의 에너지들은 '창조의 춤'과 완전히 조화롭게 진동하지 못하며 서로와도 조화롭게 진동하지 않는다.

왕관 차크라가 개발될 수 있는 세월 동안 영적인 진실들에 자신을 개방시키지 않으면, 당신은 이 시간 동안 불확실성과 목적 결여의 느낌을 경험할 수 있다. 당신은 이런 느낌들을 더 빈번히 자신 안을 바라보라고 하는 암시로 해석해야 한다. 당신은 삶에서 어떤 무분별함을 의식하게 될 수도 있으며, 아니면 죽음의 두려움이 더 자주 당신을 찾아올 수도 있다. 필시 당신은 과도한 활동 속으로 도피함으로써, 붙어 떨어지지 않는 이런 느낌들을 제거하려 하거나 자신을 긴요하게 만들기 위해 새로운 책임들을 자신에게 부과할 수도 있다. 대개 이런 조건 속에 있는 사람들은 병이 들어 억지로 휴식하게 되기도 한다. 만일 이런 메시지들을 무시한다면, 당신은 피상적인 삶에 매달려 당신의 참나가 개발될 수 있는 잠재력을 제한시킬 수 있다.

일곱 번째 차크라를 정화·활성화시킬 수 있는 방법들

자연 경험하기

아주 높은 산의 정상에서 혼자 보내는 시간은 당신의 일곱 번째 차크라가 열리도록 도와 줄 수 있는 최상의 길인데, 여기에서의 당신은 현세적인 걱정거리에서 떨어져 개인적인 삶의 사건들을 보다 쉽게 내려놓을 수 있기 때문이다. 그리고 하늘과 가까이 있다는 것은 공간과 끝없음의 느낌을 당신이 직접 경험하도록 도와 준다.

소리 요법

음악: 왕관 차크라를 위한 최상의 음악은 침묵이다. 완전한 침묵의 상태 속에서 우리는 우리의 모든 존재가 깨어나, 사랑의 힘과 모든 현현의 조화를 나타내고 있는 창조의 신성한 소리를 잘 받아들이게 된다. 당신을 이 침묵 속으로 이끌어 주거나 그것에 준비시켜 주는 모든 종류의 음악 역시 적합하다.

모음: 인도에서 모음으로 여겨지는 '음(m)' 소리는 왕관 차크라를 열어 준다. 그것은 한계나 구조가 없는, 끝없이 윙윙거리는 진동과 닮았으며 '시' 음으로 불러야 한다. 그것은 합일성, 그리고 그 잠재적인 형태에서 모든 물질을 포함하는 순수하고 형상화되지 않은 무제한적인 의식을 나타낸다.

만트라: 옴(OM).

색채 요법

보라색과 흰색은 왕관 차크라를 개방하고 팽창시켜 주는 효과를 가지고 있다.

　보라색은 마음과 영혼의 변형을 일으키며 이 둘을 영적인 존재의 차원으로 열어 준다. 그것은 방해물을 용해시키며 우주적인 통일성의 경험을 향해 우리를 인도해 줄 수 있다.

　흰색은 스펙트럼의 모든 색을 포함하고 있다. 그것은 서로 다른 수준의 삶을 보다 높은 통일성으로 통합시켜 주며 우리 영혼을 신성한 빛과 지식 그리고 치유를 향해 열어 준다.

보석 요법

　자수정: 활동성의 붉은 불과 수용성·침묵·공간의 파란빛은 자수정에서 더 커다란 힘으로 통일된다. 이 돌은 우주의 에너지에 대한 신뢰와 헌신을 제공해 주면서, 두려움과 부조화를 용해시키는 생생한 평온함을 전송한다. 그것은 우리 마음을 무한성으로 안내하며 명상과 영감을 촉진시켜 준다.

　수정: 수정은 삶의 다양성을 포함하고 결합시키는, 더 커다란 전체성으로 우리를 안내해 준다. 그것은 우리 마음과 영혼에 명료함과 빛을 가져다주며 영적인 인식을 자극한다. 그것은 보편적인 영(靈)과 융합하도록 우리 영혼을 도와 주며, 울혈과 방해물을 용해시키고, 새로운 에너지와 보호를 제공해 준다.

아로마 요법

올리바눔: 종교의식에서 태우는 고전적인 향이 올리바눔 나무의 송진으로 이루어져 있다는 것은 우연이 아니다. 그 향기는 마음과 영혼을 소생시켜 주는 효과를 가지고 있으며 분위기를 정화시켜 준다. 일상생활은 배경 속으로 물러나고, 종교적인 확신이 심화되며, 영혼은 신성한 빛을 담기 위한 자발적인 용기가 된다.

연꽃: 진흙에서 자라는 연꽃은 동양에서는 아름다움과 영적인 완성의 상징이며, 깨달은 사람은 물질 세계의 진흙 속에서 살면서도 신과 결합되어 있어, 그의 참나는 전혀 영향을 받지 않는다는 것을 암시한다. 그러한 사람들에게서는 빛과 조화가 발산되어 나오면서 그들의 사랑과 기쁨 그리고 지식이 세상을 향해 퍼져나간다. 연꽃의 향기는 같은 메시지를 가지고 있으며, 신과의 합일로 향해 가는 수용적이며 준비된 영혼을 안내해 준다.

점성학적인 관련 사항 이해하기

비교(秘敎) 서적에서는 황도대의 매우 다양한 행성들과 별자리들을 각 차크라에 배정하고 있다. 분명히, 다양한 체계들이 있으며 그 각각은 또 다른 지점에서 시작해 나간다. 예컨대, 황도대의 행성들과 별자리들에 배정되는 일정한 빛깔들이 있다. 이런 빛깔들과 연관된 특징들로부터 우리는 또한 일정한 빛깔들을 발산하는 상응하는 차크라에 대한 결론을 이끌어 낼 수 있다. 다른 체계들은 황도대의 별자리와 차크라 모두에 배정되는 요소들에 바탕을 두고 있는 한편, 몸의 기관 체계와 부분들의 관계 또한 해석의 수단을 제공해 준다. 마지막으로, 일곱 차크라와 고전적인 점성학의 일곱 행성(태양, 달, 수성, 금성, 화성, 목성, 토성)의 관계를 확립하는 방법도 있는데, 이 행성들은 비교적 최근에 발견된 천왕성, 해왕성, 명왕성으로, 그 특징상 우리의 발달단계를 나타내는 토성과 부분적으로 대치될 수 있다.

보는 바와 같이, 이런 점성학 체계들은 각각 타당성이 있으며 각 차크라의 다양한 면들을 인정하고 있다. 개별적인 에너지 중추들에 관한 장들에서 우리는 차크라에 관한 관련 특징들의 간략한 요약과 더불어, 그것들에 대한 더 나은 이해를 위해, 논리적이자 의미 있어 보이는 황도대의 행성들과 별자리들에 대해 언급했다.

차크라를
정화 · 활성화시킬 수 있는 방법들

차크라를 여는 것은 참나를 향한 여행, 삶 속으로의 그리고 신을 향한 여행이다. 그것은 당신이 인간으로서 가지고 있는 모든 잠재력을 펼치는 전체론적인 방식이다.

여기서 서술되는 가능성들은 그 적용이 치료적 활동에는 제한되어야 한다는 것은 아니지만, 때로는 '요법'으로 불리기도 한다. '요법(therapy)'이라는 말은, 자의(字意)상 '어떤 사람을 도중에 도와 줌'을 뜻하는 그리스어 'therapeia'에서 파생되었다. 이러한 의미에서, 예컨대, 향수, 소리, 빛깔, 보석도 차크라를 개방하고 조화시키도록 우리를 도와 줄 수 있다.

그러나 차크라 요법의 긍정적인 효과들은 성장과 성숙의 절차를 수반할 때만 지속될 것이다. 이를 성취하기 위해 다음과 같은 것들을 고려해야 한다.

1. 당신에게 가장 많이 와 닿는 차크라 요법들 가운데 한 가지나 그 이상을 선택하여 가능한 한 규칙적으로 그것들을 연습하도록 하라. 어떤 것이 당신의 계속적인 발전을 위해 꼭 필요한지 곧 알게 될 것이다.

2. 당신의 차크라에 있는 방해물들이 용해되기 시작할 때, 당신은 애초에 그 방해물들을 야기한 경험이나 느낌을 경감시킬 수도 있다. 만성적인 병일 경우 당신은 자연적인 치유의 어떤 형태에서 바랐던 것과는 반대로 일시적인 성격의 격함이 일어날 수 있다.

이런 모든 반응들을 방해하지 말고 일어나도록 놔둬라. 웃음도 눈물도 억누르지 말 것이니, 당신이 경험하는 모든 것은 차크라가 자연스럽게 정화되기 위해 일어나는 귀중한 양상이기 때문이다. 정화의 절차가 아주 강렬해질 때를 당신은 스스로 알게 될 것이다. 이런 경우에는 진행 중인 정화의 절차가 부드럽게 끝나게 하고, 잠시 동안 고요히 있으면서 그것들이 더 이상 당신을 억압하지 않을 때까지 몸과 영혼에서 진행되고 있는 절차들에 주의를 기울여라.

3. 전체 차크라 체계의 중심인 가슴 차크라의 개방과 조화에 특별한 주의를 기울여라. 이 차크라는 당신의 차크라를 다시 닫을 수 있는 모든 긴장이나 방해물을 중화시킬 수 있는 사랑이며, 삶에 대해 그리고 다른 사람들을 향해 우리 자신을 열게 하는 사랑의 자리이다. 가슴 차크라를 엶으로써 당신의 다른 차크라도 열릴 수 있으며 당신의 잠재력을 가능한 최상의 방식으로 표현할 수 있다는 것을 확신하게 된다.

4. 차크라의 점차적인 개방을 통해 당신에게 오는 모든 경험을 확실하게 일상생활 속으로 통합시켜라. 어느 것도 거부하지 말고 만사를 열린 마음으로 애정을 가지고 바라보라. 이렇게 진행시켜야만 당신은 당신이 경험하는 것을 이해하며 그것을 당신의 일상생활과 내적인 발전을 위해 활용할 수 있다.

개별적인 형태의 요법에 대해 훨씬 더 상세하게 논의하기 전에, 우리는 그것들의 이해를 위해 근본적인 것을 지적하고 싶다. 창조는 기본적으로 아직까지 보이지 않는, 특징이 없는 에너지로 이루어져 있는 순수한 무한 의식으로 구성되어 있다. 이 의식이 진동하기 시작할 때, 파장과 변화 그리고 변형에 의존하고 있는 삶의 전체 스펙트럼을 생성시키는 에너지 체계들이 존재하게 된다. 이 태초 의식 에너지의 진동이 농후할수록 그것은 스스로를 구체적이며 인식 가능한 방식으로 더 많이 표현하여 마침내는 우리가 물질이라고 부르는 것으로 나타낸다.

이 원리는 물질의 가장 낮은 자극으로 이루어져 있는 표준화된 장을 가정하는 양자 물리학에서도 이미 알려져 있는 사실이다. 잠재적인 형태로 된, 자극받은 물질의 모든 상태들을 포함하고 있는 것은 바로 이 장이며, 의식들이 눈에 보이는 세계를 창조하기 위해 출현하는 것도 바로 이 장이다. 이 근본적인 의식 에너지가 어떤 형태로 나타나는 과정에서, 모든 수준에서 창조에 스며드는 기본적인 진동의 형태들이 발전한다.

우리가 알고 있는 것처럼, 무색의 흰빛은 이 세상에 알려져 있는 무수한 색을 구성하는 일곱 가지 무지개색인 분광색으로 이루어져 있다. 빛의 영역에서 색으로 나타나는 기본적인 진동 형태들은 소리의 영역에서도 볼 수 있다. 예컨대, 기본적인 음계는 끝없이 다양한 음악 작품의 토대를 구성한다. 이 같은 원리는 추상적인 수의 영역, 형태와 움직임의 영역(예컨대, 춤에서 표현되는 것처럼), 그리고 식물군과 동물군에도 적용된다. 그것은 향기, 결정(結晶), 광물, 금속의 영역에도 적용된다. 점성학은 황도대의 개별적인 행성들과 별자리들로 구체화된 원리를 이런 기본적인 진동의 형태로 표현한다. 인간에게 이런 진동들은 특징과 생각 그리고 감각의 형태로, 그리고 여러 차크라에 상응하는 몸의 일정한 기관의 체계들과 부분들의 작용으로 나타난다. 그리하여 진동 공명의 법칙을 적용함으로써 차크라에 영향을 주는 것이 가능하다. 우리의 내·외적인 감각을 특정한 진동 형태와 융합시킴으로써 해당 차크라의 진동을 소생시키고 자극할 수 있다.

한 예로, 부드러운 분홍색의 영향력은 가슴 차크라에서 부드러움과 포근한 사랑의 감각을 불러일으킨다. 보석의 수준에서는 장미석영이 비슷한 공명을 일으킬 것이며, 음악의 수준에서는 하프나 바이올린의 부드러운 노래가 될 것이다. 부드럽고 애정 깃든 감촉도 가슴 차크라에 상응하는 진동을 창조할 수 있으며, 그로써 가슴 차크라가 열려 그 자신의 진동의 수준에서 활동적이 되도록 도와 줄 수 있다. 이 원리에 따라, 당신은 창조의 모든 영역에서 부드러움과 포근한 사랑의 원리에 상응하는 표현 형태들을 찾을 수 있을 것이며, 당신 존재의 모든 수준에서 이 원리를 일깨울 수 있을 것이다.

앞 장에서 차크라를 치료하기 위해 도움이 되는 자연 경험, 색채, 보석, 소리, 향기에 대해 서술했다. 당신이 이용하는 수단이 더 맑고 순수하며 더 자연스러울수록, 그것은 순수한 본래 형태로 된 차크라의 진동을 더 효과적으로 자극할 것이며, 부정적인 진동과 부조화를 중화시킬 것이다.

자연 경험하기

자연은 차크라를 정화·조화·자극할 수 있는 풍부한 가능성들을 제공해 준다. 풍경, 강, 동물, 식물, 꽃의 아름다움은 보다 낮은 세 개의 차크라 진동에 상응하며 그것들의 작용을 강화하고 지지해 준다. 보다 높은 세 개의 차크라와 함께, 우리 행성의 아름다움은 지금 여기서 이 세 개 차크라의 에너지의 표현과 안정을 도와 준다. 밤에 별빛을 받으며 빛과 색이 계속 변하고 있는 하늘은 보다 낮은 세 개의 차크라를 팽창시키고 고양시켜 주는 영향력을 가지고 있으며, 보다 높은 세 개의 차크라의 작용을 강화시켜 준다. 하늘과 땅의 아름다움인 특정한 진동들은 가슴 차크라에서 사랑으로 결합된다.

자연을 경험할 때는 내적인 평온함과 개방 그리고 감사의 분위기 속에서 하는 것이 좋다. 이는 치유해 주며 팽창시켜 주고 생명을 지탱해 주는 모든 종류의 영향력들을 잘 받아들이게 해 줄 것이다.

특정한 자연의 경험에 상응하는 특정한 차크라의 효과를 자각하게 될 때는 부드럽게 주의를 상응하는 차크라에 보내어 당신 안에서 일어날 수 있는 모든 감각이나 느낌에 순종하라. 그것은 자연이 해당 차크라에 대해 가지고 있는 정화와 자극의 표현이다.

소리 요법

소리는 들을 수 있는 진동으로 이루어져 있다. 우리의 청각이 모든 범위의 진동수를 인식하는 민감성을 가지고 있다면, 우리는 꽃과 풀 그리고 산과 계곡의 음악, 하늘과 별의 노래, 우리 자신의 몸의 교향악을 들을 수 있다.

현대 과학은 옛 문화의 신비주의자들과 슬기로운 사람들이 인간의 의식을 조화·치유·팽창시키기 위한 수단으로서 알고 적용했던 것, 곧 생명은 기본적으로 소리로 이루어져 있다는 것을 확인했다. 그것은 지상에 사람과 생명을 생성시키고 그 존재들을 유지시킨다.

우주의 모든 입자, 모든 형태의 빛의 발산, 자연스러운 모든 힘, 모든 정보가 음악적인 구조·진동수·형태 그리고 그것의 특정한 진동의 높은 음에 의해 결정된다는 것을 과학은 확인하고 있다.

실로, 수십억의 가능한 진동으로부터 우주는 조화로운 특징을 소유하고 있는 몇 천 가지를 (1:백만이라는 놀라운 비율로) 골라낸다. 이런 진동은 일정한 교회용 음계인 상음(上音)[12], 인도의 라가, 장음계, 그리고 보다 덜하게는 단음계의 비율로 표현된다.

예컨대, 산소 원자의 양성자와 중성자는 단음계에서 진동한다. 엽록소가 빛과 물질로부터 발생할 때는 3화음이 울려 나오며, 모든 꽃과 풀잎은 그 자신의 멜로디로 노래하며, 그 노래들은 조화로운 전체를 구성하며 동참한다. 만일 이것이 사실이 아니라면, 함께 자라기를 피하는 어떤 종류의 식물처럼, 그것들은 서로 함께 있으면서 번성하지 못할 것이다.

식물에 대한 우리 지식의 상당량은 광음향분광법(photo-acoustic spectroscopy) 덕택인데, 이는 다른 것들의 협력으로, 장미 봉오리가 피는 소리를 들을 수 있게 해 주었다. 이 소리는 바하의 토카타[3)]와 아주 비슷한, 오르간 같은 힘찬 소리처럼 들린다. 현대의 전파 망원경 관측술도 우주가 소리로 가득 차 있다는 것과 각각의 천체는 그 자신의 멜로디를 가지고 있다는 것을 입증했다. 우리가 듣는 음악은 이 생명의 음악을 재생한 것이다. 많은 사람들의 종교의식에서 그것은 창조 자체의 표현을 나타낸다. 음악은 모든 형태의 현현에 스며드는 활력 에너지로서 생명을 유지하고 갱신시킬 수 있을 만큼 충분히 강한 에너지이다. 우리는 모든 것들의 가장 깊숙한 핵심에서 작용하고 있는 그 생명력들과의 통일을 달성하기 위해 소리를 이용할 수 있으며, 우리 에너지를 우주의 생명과 조화시킬 수 있다.

모든 종류의 음악이 이 목적에 적합하지는 않다. 서로 다른 종류의 음악은 우리 안에 서로 다른 느낌을 불러일으킬 수 있다는 것을 우리는 알고 있다. 음악은 우리를 진정·이완시키는 효과를 가질 수 있으며, 균형과 조화를 가져다준다. 그것은 우리를 자극·고취·감동시킬 수 있으며, 아니면 단순히 피상적이거나 하찮을 수 있다. 조화롭지 않은 소리는 신경질과 공격성 그리고 무력감이나 실망감을 일으킬 수 있다.

서로 다른 유형의 음악이 가질 수 있는 효과는 동식물을 대상으로 하는 수많은 실험에서 입증되었다. 예컨대, 고전 음악을 들으면 암탉들은 더 많은 알을 낳고, 암소들은 더 많은 우유를 생산하는 반면, 록 음악은 급속한 생산 감소를 일으킨다. 끊임없는 록 음악의 공세에 노출된 식물은 스피커에서 떨어져 성장하다가 서서히 죽어가는 반면, 고전 음악에 노출된 식물은 음악에 전혀 노출되지 않은 식물보다 더 빨리 자라 더 많은 잎과 꽃을 맺는다. 더군다나, 식물은 명백히 바하의 음악을 선호하여, 한 실험에서 어떤 식물들은 스피커를 향해 35도의 각도로 기울기까지 했다. 인도의 시타르[14] 음악은 훨씬 더 긍정적인 영향력을 가지고 있는 것처럼 보이며 60도의 성장 각도를 이룬다. 실로, 한 실험에서, 음악에 가장 가까운 식물들은 마치 생명을 주는 음악의 원천과 결합하기를 원하는 듯이 스피커를 '포옹'하는 것처럼 보였다. 컨트리 음악과 포크 음악은, 반면에, 아무런 영향력을 가지고 있지 않은 것처럼 보인다. 식물이 무관심으로 반응하며, 그 발달과 행동이 음악에 노출되지 않은 식물과 전혀 다르지 않다.

식물과 동물에 유효한 것은 인간에게도 유효할 수 있다. 우리의 에너지 중추들을 음악의 도움으로 활성화하고 조화시키고 싶다면 음악을 조심스럽게 골라야 한다.

개별적인 차크라에 대한 장들은 각 에너지 중추의 자극과 조화에 적합한 형태의 음악에 대해 기본적인 정보를 제공하고 있지만, 우리의 제안 외에도 이 문제는 당신 자신의 느낌도 따라야 한다. 자신이 소장하고 있는 레코드와 카세트를 보라. 필시 당신은 차크라 요법에 적합한 것들을 가지고 있을 것이며, 해당 차크라를 자극하는 종류의 음악을 이미 선호하고 있을 수도 있다. 좋아하는 작품의 이름이 생각 날 때 적어 두었다가 새 카세트나 레코드를 살 때 그 음악이 어떤 차크라에 호소하는지 보라. 가장 좋아하는 부분에서 3-5분 정도의 음악을 녹음해서 자신의 음악 차크라를 고안할 수도 있다. 각각의 부분들은 부드럽게 시작해서 끝나도록 하라. 먼저 뿌리 차크라를 위한 음악을 녹음하고 그에 따라 각 차크라의 순서에 따른다.

　차크라 요법과 차크라 명상을 위해 특별히 작곡된 '차크라 명상(Chakra Meditation)'[15] 카세트로 하는 차크라 여행이 있다. 이 카세트의 1면은 이 책의 끝에 서술된 내면의 여행을 위한 배경 음악으로 도움이 되며, 2면은 특정한 음과 건반이 다음과 같이 각 에너지 중추에 배정되는 지식을 바탕으로 하여 차크라 음악이 구성되어 있다.

　　낮은 도(C)와 C장조 - 첫 번째 차크라
　　레(D)와 D장조 - 두 번째 차크라
　　미(E)와 E장조 - 세 번째 차크라
　　파(F)와 F장조 - 네 번째 차크라
　　솔(G)과 G장조 - 다섯 번째 차크라
　　라(A)와 A장조 - 여섯 번째 차크라
　　시(H)와 H장조 - 일곱 번째 차크라

이 음악은 개별적인 각 차크라에 맞춰진 악기와 리듬 그리고 음의 순서로 작곡되어 당신의 에너지 중추, 당신의 존재 전체를 자극하고 조화시키기 위한 최적의 수단을 제공한다. 소리의 세계를 통한 이 여행은 단독으로 이행되거나 이 책에 서술된 다른 형태의 요법을 지지하고 증대하기 위해 이용될 수도 있다.

각 차크라에 배정되는 열쇠로 스티븐 핼펀(Steven Halpern)에 의해 작곡된 '스펙트럼 모음곡(Spectrum Suite)'도 이 목적에 아주 적합하다. 다른 많은 뉴에이지 음악 작품처럼 이 음악은 특징상 고의적으로 단순하게 유지되어 있는데, 지적·감정적 판단 없이 새롭고 '순수한' 태도로 들어야 한다.

우리가 알고 있는 한, 가장 광범위한 차크라 음악 작품은 윈드퍼드 벌락(Windpferd Verlag)이 제작한 '차크라 오르간(Chakra Organ)'이다. 그것은 별도의 일곱 개의 세트로 이루어져 있으며, 그 각각은 차크라 명상 안내, (상응하는 에너지 중추에 특별히 맞춰진) 차크라 음악이 있는 카세트, 말로 하는 명상 지도를 담고 있다. 각 세트에는 또한 특별한 향이나 향 혼합물, 그리고 엄선된 보석이 포함되어 있다. 카세트 자체는 30분의 차크라 음악, 그리고 명상 지도가 들어 있는 또 다른 30분의 음악으로 구성된 60분의 프로그램으로 이루어져 있다.

차크라 요법을 할 때는 이완된 방식으로 편안하게 눕거나 앉는다. 앉아 있을 경우에는 개별적인 차크라 사이에 에너지가 방해 없이 흐르도록 허리를 똑바로 유지해야 한다.

이제 음악 소리에 자신을 열어 그것이 몸과 영혼 속으로 흘러 들어

가게 하라. 그 진동수가 마음과 몸 그리고 영혼의 진동을 변형시키도록 하라. 모든 생각과 기대를 내려놓고 소리와 하나가 될 때까지 그 속으로 들어가라. 음악의 첫 부분 동안 주의를 부드럽고 자연스럽게 뿌리 차크라에 보내어 거기에서 일어나고 있는 것을 '바라보라'. 음악이 일깨우는 모든 이미지와 느낌들이 당신 안에서 일어나게 하라. 한 차크라에서 다음 차크라로 점점 올라가면서, 어떻게 그것이 당신을 더욱 이완시키는지 당신은 경험할 것이다. 동시에, 당신은 당신이 취하는 매 단계와 더불어 더욱 생기가 있고 행복해짐을 느낄 것이다. 당신은 음악이 다른 중추들보다 어떤 특정한 중추에 더 강렬하게 영향을 주고 있다는 인상을 받을 수도 있으며, 아니면 차크라의 일부가 차단되었다는 것을 깨달을 수도 있다. 이런 경우에 당신은 차크라 명상을 한 후에, 수정하여 해당 차크라의 에너지 흐름을 자극할 수 있다. (이 점에 대해서는 보석 요법에 관한 장을 보기 바란다.)

음악이 사라지면 잠시 침묵을 즐겨라. 그것은 살아 있는 침묵, 당신이 필시 드물게 경험해 보았을 침묵이다. 마치 무색 빛이 스펙트럼의 모든 빛깔을 포함하고 있듯이, 이 침묵은 우주의 모든 소리를 내포하고 있다. 그것은 당신의 영혼을 일깨워 그것(영혼)으로 하여금, 자신(침묵)이 드러내는 모든 현현과 메시지에 스며드는 신성한 소리를 잘 받아들이게 해 준다. 이 침묵이 왕관 차크라로 시작하여 당신의 에너지 중추 속으로 흘러 들어간다고 상상하라.

당신은 매일 아침과 저녁에, 또는 당신이 하고 싶을 때는 언제든지, 영적인 에너지 속에서 이렇게 정화시키고 자극시키는 '목욕'을 되풀이할 수 있다.

당신의 의식을 팽창시키고 당신을 기쁨으로 채우면서 진정시키고, 이완시켜 주는 좋은 음악을 가지고 있다면, 그것을 모든 형태의 요법을 위한 배경 음악으로 활용할 수도 있다.

우리는 춤도 권장하고 싶다. 일단 차크라를 통한 음악 여행을 준비했다면, 하고 싶은 때마다 그 음악에 맞춰 춤을 춰라. 몸으로 하여금 그 자신의 표현 형태를 찾게 하라. 이 춤은 당신으로 하여금 모든 수준에서 활력 있게 움직이고 있는 창조의 춤에 동참하게 만들어 준다. 이런 수준들의 에너지는 당신의 몸을 통해 표현을 찾으며, 당신의 일상생활에 영향력을 끼친다. 물론, 당신의 주된 의도가 이 특정한 에너지 중추의 힘과 결합하여 그것을 적극적으로 표현하는 것이라면, 당신은 개별적인 차크라들의 음악에 맞춰 춤출 수도 있다.

목소리를 활용하는 매우 효과적인 두 가지 형태의 소리 요법이나 명상도 있다. 그렇게 발생된 진동은 내부와 외부에서 당신에게 스며든다. 당신은 각각의 개별적인 차크라를 자극하기 위해 단일한 음을 영창하기만 하면 된다.

상음(上音)에 관한 가르침으로부터 우리가 알고 있는 것처럼, 모든 단일 음은 비록 우리가 인식하지 못한다 할지라도 다른 모든 음을 내포하고 있다. 하나의 줄이 울릴 때, 그리고 우리의 성대가 한 악기의 줄에 해당한다고 할 때, 진동하고 있는 것은 한 줄(혹은 바탕음)만이 아니라 줄의 반이나 보다 높은 다음 옥타브도 진동하는 것이다. 그와 같이 1과 1/2의 줄만 진동하는 것이 아니라 2/3나 5도 음정, 3/4이나

4도 음정, 3/5이나 장7도 음정, 4/5나 장3도 음정, 5/6이나 단3도 음정도 진동한다. 이는 전체 음계가 상음 시리즈로 교감하면서 진동한다는 것을 뜻한다. 인도에는 상음이 인간의 귀에 들릴 수 있게 특별히 상음을 강조하는 다양한 악기가 있다. 비슷한 현상이 상음으로 노래할 때도 일어난다.

일정한 음이 연주될 때 상음이 일어난다는 사실은 일정한 에너지 중추를 자극하기 위해 우리가 부르는 각 음이 저절로 다른 차크라에 영향을 준다는 것인데, 이는 하나의 차크라를 자극함으로써 모든 차크라가 자극된다는 것을 뜻한다.

당신은 이러한 두 가지 모든 형태의 소리 요법을 서거나 앉아서(되도록이면 연화좌[6] 나 책상다리로), 아니면 엉덩이를 두 발뒤꿈치 사이에 두고 무릎 꿇고 앉는 금강좌[7]로 수행할 수 있다.

첫 번째 형태의 소리 요법은 차크라뿐만 아니라 모음으로 배정되는 음들도 이용한다. 여기서, '음(m)'이 인도에서는 모음이라는 것을 기억해야 한다. 서로 다른 모음들이 가지고 있는 효과에 대해서는 개별적인 차크라에 관한 장들에 서술되어 있다.

모음은 숨을 내쉴 때 부른다. 상응하는 차크라에 진동을 느낄 때까지, 내내 주의를 이 영역을 향해 보내면서 정상적인 음량으로 세 번 한다.

뿌리 차크라로 시작해서 다음 순서로 모음을 부른다.

낮은 도 음으로, '우(u(ooh로 발음))' —— 첫 번째 차크라

레 음으로, 닫힌 '오(o)' —— 두 번째 차크라
미 음으로, 열린 '오(o)' —— 세 번째 차크라
파 음으로, '아(ah)' —— 네 번째 차크라
솔 음으로, '에(eh)' —— 다섯 번째 차크라
라 음으로, '이(e)' —— 여섯 번째 차크라
시 음으로, '음(m)' —— 일곱 번째 차크라

전체 우주는 이 모음들에 포함되어 있다. 그것들은 당신을 모든 영역으로 이끌어 주며 영원한 통일성의 '음(m)'으로 마지막이 장식된다.

당신은 이제 음들을 다시 올리고 내릴 수 있다. 끝마쳤으면, 앞에서 서술된 것처럼, 잠시 침묵 속에 앉아 당신의 느낌들로 하여금 천천히 하나의 끝을 향해 공명하게 한다.

목소리를 이용하는 두 번째 형태의 소리 요법은 모음 대신에 차크라에 배정되는 뿌리 만트라들을 이용하는 것으로 되어 있다. 만트라는, 말하자면, 진동 수준에서 작용하는 명상 음절이다. 그것은 개인적인 신성한 통일성의 일정한 면들을 표현하여 헌신자를 우주적인 에너지와 연결시켜 준다. 차크라 명상에서는 이른바 비자(Bija) 또는 뿌리 만트라를 이용한다. 비자란 에너지, 씨앗, 또는 모든 물질적인 현현 너머에 있는 우주적 에너지를 뜻한다. 여기서 통일성의 표현이 최고조로 집중된다. 개별적인 차크라들을 자극하는 비자 만트라들을 다시 열거한다.

람(LAM) ── 첫 번째 차크라

밤(VAM) ── 두 번째 차크라

람(RAM) ── 세 번째 차크라

얌(YAM) ── 네 번째 차크라

함(HAM) ── 다섯 번째 차크라

크샴(KSHAM) ── 여섯 번째 차크라

옴(OM) ── 일곱 번째 차크라

  우리가 알고 있는 한, 전통적인 가르침들은 뿌리 만트라를 일정한 음에 맞춰 노래하거나 영창하는 것에 대해서는 언급이 없다. 그러나 가장 상쾌하고 효과적으로 보이는 것을 당신 스스로 결정해야 한다. 바란다면 당신은 전혀 소리가 들리지 않게 혼잣말로 만트라를 암송할 수도 있다.

  아주 적은 시간이 걸린다는 것을 알게 된다면, 당신은 필시 마지막 두 가지 형태의 소리 요법이나 명상을 날마다 수행하는 것이 쉽다는 것을 알게 될 것이다. 다른 모든 형태의 요법에서처럼, 가능하다면 반드시 천연 직물로 된 옷을 입고 주위에 천연 물질들을 두어야 한다. 이 장의 처음에 우리는 모든 것이 어떻게 그 자신의 음악을 창조하는지에 대해 서술했다. 이런 진동들은 들을 수 있는 음악과 인지 가능한 소리의 진동보다 비록 덜할지라도 우리에게 영향력을 가지고 있다. 그것들은 우리 자신의 진동 형태를 변화시키거나 조화로운 작용을 동요시킬 수 있는 공명을 우리 안에 일으킨다. 자연스럽게 발달된 모든 사물은 조화로우며, 우리에게 창조의 위대한 교향악과 조화시키는 소리를 일으킨다. 그러나 인공적인 직물과 물질은 대부분의 경우 기계로 만들어지는 불쾌한 소리에 비유될 수 있는 부조화를 일으킨다. 이는 민감한 사람들이 플라스틱 세계 속에 있거나 합성 섬유로 된 옷을 입으면 왜 편하지 않은가에 대한 이유일 수도 있다.

이 소리 요법 가운데 하나를 규칙적으로 수행하면 당신은 인생에서 음악에 더욱더 많이 개방되고 있는 자신을 느낄 것이다.

이 장의 끝에서 우리는 인도의 수피(Sufi) 음악가인 하즈랏 이나얏 칸(Hazrat Inayat Khan)의 다음 말을 인용하고 싶다.

"우리는 모든 곳에서, 자연의 아름다움에서, 꽃들의 빛깔에서, 우리가 보고 만나는 모든 것에서, 명상과 고독의 시간뿐만 아니라 세상 속의 적극적인 삶의 시간들 속에서도 조화와 합일의 경험을 발견할 수 있다. 모든 곳에서 우리는 음악을 인식하고 기쁘게 그 조화를 경험한다. 주위의 벽을 부숨으로써 우리는 절대자와 하나됨을 경험한다. 이 하나됨은 천상에서 울리는 음악의 현현이다."

색채 요법

색은 볼 수 있게 만들어진 소리이다. 그러나 그 진동수는 우리 귀에 인식될 수 없다. 그것을 우리에게 인식시키기 위해서 자연은 또 다른 매체 곧 눈을 창조했다. 색은 우리가 의식하든 않든 그 특정한 진동(파장 또는 진동수)을 통해 우리에게 강력한 영향력을 발휘한다. 우리는 바다와 하늘의 푸른색으로 시작해서 숲과 초원의 녹색, 땅의 갈색, 사막 모래의 노란색, 뜨거나 지고 있는 태양의 변화무쌍한 만화경(萬華鏡)의 빛깔 등 색의 영향력에 부단히 노출되어 있다. 우리 자신의 개인적인 환경 또한 옷과 침대 시트, 가구와 벽지, 그리고 심지어 우리의 음식의 색에도 영향을 받는다. 모든 곳에서 우리는 색의 진동에 노출되어 있어 의식적으로나 무의식적으로 그 영향을 받는다.

그러므로 색을 의식적으로 이용하는 것은 당연히 논리적이며 자연스러운 것이다. 색의 진동은 일곱 개의 차크라를 통해 아주 특별한 방식으로 우리에게 영향을 준다. 앞 장에서 우리는 어떤 색이 어떤 차크라에 밀접하게 관련되어 있는지에 대해 서술했다. 본래 스펙트럼의 각각의 색은 각 에너지 중추에 배정된다. 하나의 광선이 프리즘으로 떨

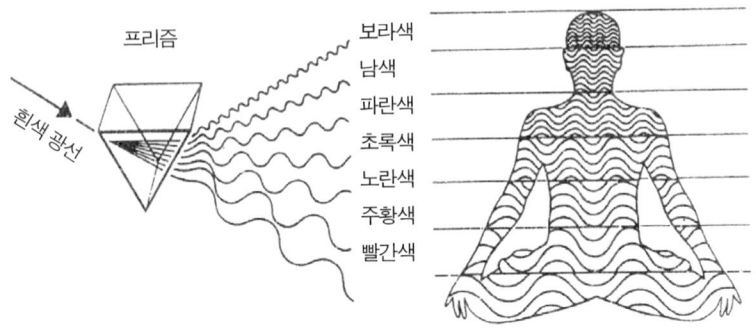

흰색 광선은 프리즘에 의해 스펙트럼의 일곱 빛깔로 변하며, 여기에서 그 해당 차크라에 따라 보이는 이 빛깔들은 서로 다른 파장 또는 진동수를 만든다.

어질 때, 그것은 무지개의 일곱 빛깔로 굴절된다는 것을 우리 모두는 알고 있다. 자연에서 이런 빛깔들은 이슬방울이나 빗방울에서도 볼 수 있다. 물론 무지개에서 그 가장 완벽한 형태가 성취된다. 여기서 우리는 그 가장 순수한 표현 형태인 분광색의 어른거림을 묵상할 수 있다. 그리고 치유하기 위해 이용하는 색은 가능한 순수해야 한다.

치료 장면에서 우리는, 고객에게 다양한 색 파장을 제공하기 위해 색유리판을 삽입할 수 있는 특별한 색채 요법 램프를 종종 이용하기도 한다. 일곱 개의 모든 차크라를 동시에 비추는 특별한 색 방사 장치가 훨씬 더 효과적임에도 불구하고, 다소 단순하기까지 한 이 수단

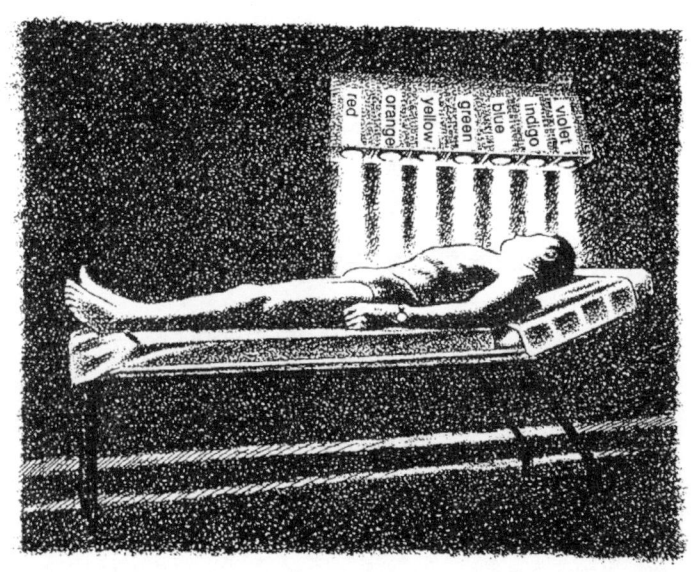

차크라를 정화·활성화시킬 수 있는 방법들 **215**

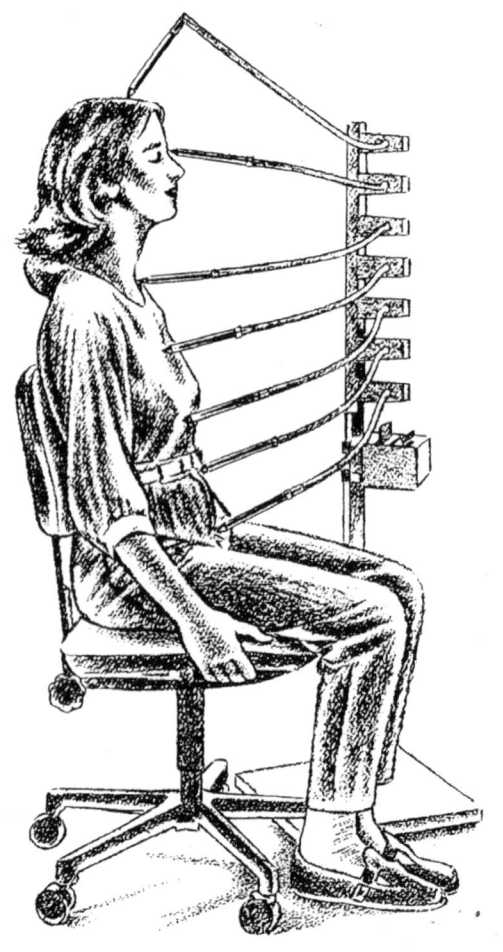

보석 광선 기구

이 매우 효과적이라는 것이 입증되었다. 색 방사 장치는 제조되지는 않았지만 다음과 같은 식으로 고안될 수 있다.

물론, 각 차크라나 몸 전체를 5-10분 동안 치료하기 위해, 색종이 필터를 부착한 보통 책상용 스탠드를 이용할 수도 있다. (이 방법을 이용할 경우는 종이와 전구의 가까움으로 생길 수 있는 화상의 위험에 특히 조심해야 한다.)

색 방사 치료를 위한 아주 흥미 있는 또 하나의 가능성은 여러 해 전 보석 연구가 조어킴 롤러(Joachim Roller)에 의해 발전되었다. 그는 여러 가지 보석을 통해 빛을 발하는 소형화된 특별한 스포트라이트를 제조했다. 그렇게 하니 보석을 통해 비추어지는 광선 다발의 진동이 대단히 증진되었다. 개개의 보석의 반점들이 앉아 있는 사람에게 쉽게 조정되어 비춰질 수 있는 것이다. 이 특정한 형태의 치료 원리는 조어킴 롤러가 오랜 기간에 걸쳐 철저히 연구한 아유르베다의 지식에 바탕을 두고 있다.

이 방법의 치료적인 성공은 심포지엄과 설명회에서 증명이 되었다. 보석 광선 기구는 낱개로 구할 수도 있고 차크라 세트로 구할 수도 있다.

여과된 빛의 특별한 영향에 대한 지식은 새로운 것이 아니다. 고대 그리스와 이집트 문화에서는 환자를 치유하기 위해 특별한 색을 이용하여 큰 효과를 얻었다. 병명에 따라 환자는 창문이 파란색, 붉은색, 보라색 등의 염색된 천들로 덮인 특별한 방으로 들여보내졌다. 이러한 식으로 하여, 들어오는 빛은 특정한 육체적·정신적인 병에 이로운 것으로 입증이 되었다. 물론, 이 방법은 오늘날에도 이용될 수 있다. 교회의 스테인드글라스 창문으로 들어오는 빛도 그 나름의 특질을 가지게 된다. 과거에 큰 교회와 성당 건축가들은 색의 효과에 대해서 알고 있었기에 의식적으로 색을 활용했을 것으로 우리는 짐작하고 있다.

틀림없이 우리의 옷과 속옷의 색도 우리의 웰빙(well-being)에 상당한 영향력을 준다. 특정한 차크라를 활성화시키고 싶다면, 몸의 특정한 부분에 해당하는 색의 옷을 입어야 한다. 이부자리의 색도 우리에게 영향을 줄 수 있다. 약하며 원기가 없다고 계속 느껴질 경우에는 주위를 붉은 벽지와 커튼 그리고 붉은 꽃으로 장식하는 것이 도움이 될 것이다. 음식과 음료 그리고 향료의 붉은색도 약한 첫 번째 차크라를 자극하기 위해 이용될 수 있다. 빈혈증을 고치기 위해 이용되는 채소인 근대 뿌리도 색채 요법에 적합하다. 색채 요법으로 사용할 수 있는 것은 끝이 없다. 다만 우리가 해야 하는 모든 것은 차크라 색의 기본적인 원리를 기억하는 것이다.

삼라만상은 일정한 색의 원리에 따라 이루어졌다는 것도 명심해야 한다. 우리의 피가 불의 붉은빛이나 화산의 내부와 같은 색인 것은 우연이 아니다. 붉은색을 만날 때마다 우리는 에너지와 활기에 직면한다. 가루받이를 위해 곤충을 끌어당기는 찬란한 붉은 장미는 붉은 불빛으로 성을 자극하고자 하는 나이트클럽과 같은 원리를 이용하고 있다. 많은 윤락가를 뜻하는 '홍등가'라는 용어를 우리는 잘 알고 있다. 성욕의 맥락에서 붉은색은 순전히 육체적인 욕망을 표현하는 반면에, 두 번째 차크라에 배정되는 주황색은 사랑의 느낌을 수반하며 행복을 느끼게 만들어 주는, 보다 정제된 형태의 성욕을 누리고 싶게 해 준다. 오랫동안 바가반의 추종자들이 가장 좋아하는 색이 주황색이었다는 것은 흥미롭다. 이런 몇몇 예들은 색의 영향력이 현대 생활에서 어느 정도 인정되고 이용되고 있다는 것을 입증하지만, 그럼에도 불구하고 색은 몇 가지 제한된 영역에만 적용되고 있을 뿐이다. 색의 이로운 효과를 이용하기 위한 단순하고 효과적인 방식은 일곱 차크라에 배정되는 색을 알고 차크라의 가르침에 따라 그것을 적용하는 것이다.

누가 불난 집에 부채질을 하고 싶어 하겠는가? 그러나 삶에서는 이것이 빈번하게 일어난다. 보도(Bodo)가 한 때 경험한 일화이다. 어느 날 한 수녀가 그의 진료소에 와서 자기 아래허리의 문제에 대해 토로했다. 그녀가 진찰 테이블에 누웠을 때 보도는 그녀가 밝은 붉은색 팬티를 입고 있음을 알고 놀랐다. 그녀가 성욕을 자유롭게 배출한다는 것은 거의 불가능했기 때문에 엄청난 에너지가 (첫 번째 차크라 영역에 있는) 척주의 아래쪽 끝에 축적되어 있었다. 이 경우에 그 특정한 붉은 팬티는 분명코 부적합했다. 대신에 만일 그녀가 보라색을 선택했다면, 그것이 과적된 에너지를 영적인 에너지로 변형시키도록 도와 주었을 것이며, 파란색은 그것의 기를 죽이거나 중화시켰을 것이다.

이 같은 예는 색 진동이 가지는 광범위한 영향을 말해 준다. 수녀가 밝은 붉은색 팬티를 입은 모습은 아주 드물기 때문에, 예사롭지 않은 이 경험에 대해 자세히 이야기했다.

색과 에너지 중추 간의 상호 작용을 자각할 때 우리는 의식적이고 의도적으로 색을 이용할 수 있다. 예컨대, 가슴 차크라를 활성화시키고 싶다면 옅은 분홍색을 가능한 한 많이 활용해야 한다. 집과 일터를 분홍색 꽃으로 장식하고, 분홍색 옷을 입으며, 전설적인 장밋빛 안경을 쓰면 세상이 실제로 장밋빛으로 보인다. 장밋빛 전구나 분홍색 양초 또는 심지어 분홍색 목욕물 첨가제도 있다. 그리고 스스로 요구르트나 푸딩을 준비할 때 분홍색을 선택할 수 있다. 장신구를 장미석영으로 할 수 있으며, 장밋빛 보석을 침대 곁 탁자와 책상 그리고 부엌에 놓을 수도 있다. 이 부드러운 가슴의 색으로 영원히 자신을 에워싸고 싶다면, 집이나 적어도 특정한 하나의 방을 분홍색으로 장식할 수도 있다. 우리 문화에서 분홍색은 여자 아이들이 가장 좋아하는 색이며 성인 여성들은 종종 장밋빛 속옷을 선택하기도 한다. 분명히, 가슴 차크라에 있는 미묘한 사랑의 진동을 자극하고 싶은 것은 매우 여성적인 특징으로 여겨진다. 그러나 그러한 관례를 무시하고 장밋빛 자극으로 자신들을 에워싸라고 우리는 남성들에게 권하고 싶다.

특정한 색 진동에 자신을 노출시킬 수 있는 방식이 없는 경우에는, 이미 언급한 것처럼, 전체 색 스펙트럼을 선택해야 하며, 당신이 필요로 하는 특정한 색을 내포하고 있는 무색의 흰색이나 흰빛을 선택해야 한다(흰빛은 형광이 아닌 순수한 흰색 빛을 말한다). 흰옷을 입으면 햇빛의 전체 색 스펙트럼을 활용하고 있는 것이 된다. 고대 그리스와 이집트인들은 이 현상의 이로운 효과를 자각하고 있었다. 낮 동안 그들은 환자를 햇빛에 내놓거나 흰색 천으로 싸 두곤 했었다.

검은색은 반대 효과를 가지고 있는데, 그것은 모든 색의 진동 가운데 가장 낮은 것을 소유하고 있기 때문이다. 그러므로 검은색을 사용한다는 것은 가장 바람직하지 못한 색채 요법이기도 하다. 영구적으로 입고 있는 검은 의복은 모든 차크라 작용을 크게 약화시키게 되며, 매우 불안정한 사람들은 이 효과를 아주 빨리 느낄 수 있을 것이다.

자연과 조화롭게 작용할 것인지 아니면 그 법칙들에 거슬러 행할 것인지에 대한 결정과 선택은 우리가 하는 것이다. 우리는 자유롭다. 그러니 결정하자!

차크라 색채 명상

"나는 마음으로 개념들을 생각하고 발전시키는 저 영혼의 힘을 이해한다."

(아리스토텔레스, 384-322 B.C.)

지금까지 서술된 모든 대책들은 외부의 영향력에 자신을 개방시켜 그 영향을 받는 방법들이다. 그러나 당신 쪽에서 약간의 노력이 필요하기는 하지만, 내적인 방식으로 색을 이용해서 당신 자신을 치료할 수 있는 탁월한 방법들도 있다. 천성적으로 자신들의 운명을 만들어 나가는 적극적인 사람들은 종종 그러한 방법들을 차크라에 긍정적으로 영향을 줄 수 있는 가장 효과적인 수단으로 여기기도 한다.

여기서 핵심은 '시각화' 또는 '안내받은 상상력'이다. 시각화는 모든 인간이 가지고 있으며 수행하기 어렵지 않은 자연스러운 능력이다. 오늘날에는 수많은 의사들과 심리학자들이 다른 것들과의 협력 속에서 암 치료를 위해 이 절차를 이용하여 큰 성공을 거두고 있다. 그것은 눈에 존재하지 않는 시각적인 이미지를 마음으로 형상화할 수 있는 창조적인 능력을 말하며, 우리 마음이 그러한 마음의 이미지를 눈으로 볼 수 있는 실재로 바꿀 수 있다는 것은 대단히 흥미로운 사실이다. 그러나 이를 성취하기 위해서는 우리가 보는 것을 철저히 확인하고 그것을 실현시키기를 진정으로 원해야 한다.

대부분의 사람들은 그 기술을 아주 빨리 배우지만 어떤 사람들은 약간의 연습을 필요로 하기도 한다. 어떤 경우든 틀림없이 노력할 만한 가치가 있다.

이러한 맥락에서, 강한 불의 별자리(양자리나 사자자리 또는 궁수자리)에 있는 사람들은 일반적으로 두드러진 시각화 재능을 가지고 있다. 차크라의 가르침에서 우리가 알고 있는 것처럼, 시각의 감각 작용은 불 원소에 배정된다. 잠재적인 흙의 별자리(황소자리나 처녀자리 또는 염소자리)에 있는 사람들은 그것이 보다 어렵다는 것을 알 수 있다. 냄새의 감각은 흙 원소에 배정되므로 이런 사람들은 일반적으로 아로마 요법에 더 잘 반응한다. 다시 말해서, 삶에는 우리가 본능적으로 편하게 느끼는 영역들과 먼저 익숙해져야 하는 영역들이 있는 것이다. 그것은 바로 대자연이 결정한 방식이며 분명히 일리가 있다.

시각화를 위해 필요로 하는 모든 것은 이미 우리 안에 내포되어 있다. 우리는 그 어떤 외부의 도움도 필요하지 않으니, 그저 약간의 시간만 있으면 된다. 차크라는 이런 식으로 출현된 내적인 이미지들에 즉시 반응하므로, 색의 시각화는 차크라에 긍정적으로 영향을 줄 수 있는 탁월하고 효과적인 수단이다.

  차크라 색 명상은 서거나 앉아서 또는 누워서도 할 수 있다. 중요한 모든 것은 척추를 완전히 똑바로 해야 한다는 것이다. 일단 편안하기만 하면 눈을 감는다. 호흡은 조용하며 규칙적이 될 것이다. 생각이 일어나면 그 생각에 주의를 기울이지 않고 생각이 지나가도록 놔둔다. 이런 식으로 자신에게 몇 분간의 침묵을 부여한다. 우리는 더욱더 고요해지며, 내적인 고요함과 안전의 느낌에 감싸이게 된다.

  이제 주의를 아래쪽으로 열리는 첫 번째 차크라의 영역인 골반대의 밑을 향해 보낸다. 여기서 붉은빛의 작은 섬광을 시각화한다. 그것이 더욱더 커지게 하여 마침내 찬란한 붉은빛의 공이 되게 한다. 이는 1분이나 그 이상이 걸릴 수도 있다. 시간은 중요하지 않다. 유일하게 중요한 것은 우리가 창조하는 이미지이며, 더 오래 유지할수록 수련은 더 효과적이 될 것이다. 내적인 이미지가 사라져 버릴 때마다, 그 어떤 압력이나 강제적인 노력 없이 다시 마음의 눈으로 그것을 시각화한다. 모든 것은 다만 게임일 뿐이지만 그것은 아주 특별한 게임, 태초의 우주 에너지, 현현의 법칙으로 하는 게임이다.

  당신의 한계를 자각하고 있으라. 멈춰야 할 때를 알아. 보통 2, 3분의 시각화로 아주 충분한데, 그것은 차크라에 부담을 주는 것이 아니라 활성화시키고자 하기 때문이다. 불 같은 붉은빛의 공을 시각화한 뒤에, 주의를 천천히 그리고 부드럽게, 배꼽에서 손 너비 아래에 있는 두 번째 차크라로 이동시켜라. 맑은 주황색 불꽃을 시각화하라. 그것이 더 크고 밝게, 맑아지게 하라. 그렇게 생긴 빛의 공을 가능한 한 분명히 그리고 오랫동안 보도록 하라. 아무런 노력도 쏟지 말라. 절차는 자연스러울수록 더 좋은 것이다. 충분히 했다고 느껴지면 다음 중추로 이동하라. 이번에는 태양신경총 차크라로, 배꼽에서 손가락 약 2개 너비 위에 있다. 밝은 금색 빛으로 된 하나의 임펄스를 상상하여 그것이 자라게 하라. 그것에 주의를 몇 분 동안 유지한 뒤에 가슴 차크라로 부드럽고 자연스럽게 올라가서, 그 가운데는 분홍색이며 테두리는 녹색인 하나의 불꽃을 상상하라. 그 빛깔들을 선명하게 볼 수 있을 때까지 시각화하라. 그것들이 점점 커지게 하여 잠시 그 아름다움을 즐겨라. 깊은 만족의 느낌이 시작될 것이다.

　이제 목구멍 중추로 옮겨가 밝은 청색의 불꽃을 시각화하라. 억지로 하지 말고 그냥 직관을 따르라. 뭐든지 지나치게 하지 말라. 이 수련을 하는 동안에는 언제나 편안함을 느껴야 한다.

　색 여행은 이마 앞에 있는 콧마루까지 계속된다. 여기서는 짙은 남색으로 된 작은 색 임펄스를 시각화한다. 그 임펄스는 자라고 또 자라 마침내 근사한 색의 공이 된다. 그 이미지를 가능한 한 오랫동안 마음의 눈으로 붙잡아라. 유일하게 중요한 것은 남색으로 빛나고 있는 이 공이다.

　이제 수련의 정점, 왕관 차크라로 간다. 머리 중심의 최고 지점에서 나타나고 있는 작은 보라색 섬광을 시각화하라. 그것을 금빛 광선이 있는 보라색 불꽃으로 자라게 하라. 아마도 그것은 다른 차크라보다 더 장엄하게 빛나고 있을 것이다. 원광으로 왕관을 쓰는 것은 얼마나 경이롭고 우리를 고양시켜 주는 경험인가! 그 광선들이 미칠 수 있는 한 멀리 뻗어나가게 하라.

이제 끝났다. 눈을 감고 잠시 침묵한다. 이 명상 수련은 약 20분이 걸릴 것이다. 이제 내면의 소리를 듣는다면, 자신이 평온하며 균형 잡혀 있되 내적인 강인함과 충만한 에너지 그리고 기쁨으로 가득 차 있다는 것을 알아차릴 것이다. 당신은 열려 있되 보호를 받는다. 당신은 당신 안에, 그러나 두 발을 굳건히 땅에 디딘 채, 집중되어 있다. 자신의 영혼이 열려 에너지 중추들은 균형을 잡았다는 것을 당신은 깨닫는다. 당신은 육체뿐만 아니라 미묘한 몸들의 주인이기도 하다. 당신은 이를 명백히 경험한 것이다.

이 글들을 쓰고 있는 동안 보도(Bodo)와 샤릴라(Shalila)는 우리 자신의 차크라를 시각화하였으며 그것들을 활성화하고 조화시켜 주었다. 그것은 몇 분밖에 걸리지 않았음에도 불구하고 우리는 마치 짧은 휴가를 갔다 온 것처럼 느꼈으며, 그래서 이러한 형태의 시각화를 당신에게 설명한 것에 대해 갑절로 감사를 느낀다. 그것은 당신의 몸과 영혼 그리고 정신을 스스로 치유하고 조화시킬 수 있는 가장 놀라운 방식 가운데 하나이다. 대개 그것은 약방에 드나드는 것보다 더 적은 시간이 요구되며 완벽하게 자연스러워서, 원한다면 하루에 두 번도

할 수 있다. 물론 당신은 이 시각화 수련을 소리 요법, 아로마 요법, 호흡 수련 등과 같은 다른 형태의 차크라 요법과 결합시킬 수 있다.

부디 지적인 수준에서만 이 형태의 명상을 이해하려 하지 말 것이니, 그것은 당신에게 이롭지 않을 것이기 때문이다. 차크라 색 명상은 당신의 개인적인 경험으로, 당신의 내적인 지식은 특히 이 경이롭고 단순한 방법으로 당신을 한층 더 멀리 데려갈 것이다. 당신의 힘은 지금 여기에, 당신의 의식 안에 있다. 그것을 스스로 해보라. 노력할 만한 가치가 있다!

보석 요법

우리가 알고 있는 진보된 형태의 모든 문명은 아름다움 때문만이 아니라 그 치유력과 조화시켜 주는 힘 때문에도 보석을 인정했다. 그것은 수백만 년에 걸쳐 지구 내부에서 자라면서 어둠과 격리 속에서 정제와 정화의 절차를 거친 뒤에 가장 완벽한 형태로 인간에게 발견된다.

보석은 아주 특별한 방식에서 차크라 요법에 적합하다. 그것은 지구의 원소에서 창조되어, 우리를 이 지구의 보호·강화·양육 에너지와 연결시켜 준다. 그것은 가장 순수하고 가장 자연스러운 색깔의 빛으로 우주적인 특징들과 에너지를 전송한다. 그것은 하늘과 땅 모두의 세력들을 끌어당겨 일정한 통로로 보내어 세상으로 발산해 낸다. 보석의 결정성 구조는 우리와 우주 질서 사이의 접촉을 확립하는 원리들을 반영할 뿐만 아니라, 몸과 영혼을 조화시켜 주는 영향력을 가지고 있기도 하다.

보석을 몸소 지니면 좋은 진동의 공명이 당신 안에서 발생한다. 차단되었거나 묻혔거나 왜곡된 당신 안의 모든 내적인 힘과 특징들이 보석의 진동에 응답하며, 그리하여 그 원래의 형태로 일깨워져 재생된다.

차크라 요법을 위해서는 언제나 최상 품질의 보석을 이용해야 한다. 보석이 더 맑고 그 구조가 더 순수할수록 그것이 당신 안에서 발산하여 활성화시키는 에너지는 맑고 순수할 것이다.

보석은 에테르 몸과 환경에서 부정적인 진동을 흡수하기도 하기 때문에 이용하기 전에 정화를 해야 한다. 보석은 우리에게 자신의 에너지를 전송할 뿐만 아니라 몸에서 해로운 물질을 흡수하여 당신을 정화하고 보호해 준다. 어떤 보석은 정화할 때 변색되거나 금이 갈 수도 있는데, 그런 것들은 더 이상 이용해서는 안 된다. 이런 현상이 일어나면, 그것을 흙 속에 되돌려 놓았다가 얼마 뒤에 다시 파 내어 본래의 색과 명료함을 회복했는지를 확인한다.

보석을 정화하기 위해서는 물과 바닷소금을 이용할 수 있다. 잠깐 동안의 정화를 위해서는 보석을 흐르는 물 속에서 1-2분 동안 씻어 나중에 천연 섬유로 만든 깨끗한 천으로 닦아 내는 것으로 충분하다. 물의 정화 진동이 보석이 띠었던 부정적인 모든 것을 가져가 버린다.

보다 철저한 정화를 하고 싶다면, 보석을 흐르는 물 속에 여러 시간 동안 놔둔다. 맑은 자연수가 있는 시냇물이 가장 적합할 것이지만, 어쩔 수 없을 경우에는 수돗물도 괜찮을 것이다.

또 다른 가능성은, 보석을 천연 바닷소금이 있는 물에 밤새 넣어 두거나 마른 바닷소금 속에 넣어 두는 것이다. 이 경우에는 보석을 소금으로 완전히 덮어야 하며, 그 소금은 나중에 다시 이용해서는 안 된다. 그것은 대지의 정화 세력에 되돌려 주면 가장 좋을 것이다. 보석을 정화시킨 다음에는 두세 시간 동안 햇빛에 노출시킴으로써 에너지를 채워 줄 수 있다.

보석이 빈번히 이용될 경우에는 이따금씩 정화를 시켜 에너지를 재충전해 주어야 한다. 대부분의 경우에 다시 정화시켜야 할 시간이 언제인지 알게 될 것이다. 병이 들었을 때 보석을 이용할 경우에는 매번 이용할 때마다 흐르는 물 속에 보석을 씻는 것이 좋다.

보석을 사거나 선물로 받을 때는, 그것은 필시 긴 여행을 하면서 그 과정에 모든 종류의 알 수 없는 진동을 흡수했을 것이므로 철저히 정화시켜야 하며, 가능하다면 처음 이용하기 전에 햇빛으로 채워 준다. 그러면 그것은 그때, 가능한 최상의 방식으로 당신에게 자신의 에너지를 전송할 수 있을 것이다.

여러 차크라에 관한 장에서 서술된 것처럼, 여러 가지 보석들은 각 에너지 중추에 배정된다. 차크라에 보석 요법을 행하고 싶다면, 당신에게 당장 가장 유용하다고 생각되는 특정한 특성들을 가지고 있는 보석을 선택하라. 직관의 안내를 받아, 당신을 끌어당기는 것을 선택하라. 당연히, 여기서 서술되지 않은 것을 이용할 수도 있다.

보석으로 차크라를 치료하기 위해서는 약 30분 동안 방해받지 않도록 유의해야 하며, 편안하게 누울 수 있는 장소를 선택하라. (해당되는 장에서 서술한 것처럼, 음악과 향기로 치료를 보강할 수도 있다.) 누워다리를 뻗는다.

보석을 각각의 차크라 위에 놓는다. 최상의 결과는 그것을 피부 위에 놓을 때 성취된다. 뿌리 차크라를 위해서는 보석을 항문 출구와 생식기 사이 가랑이에 놓는다. 거기서는 꼭 맞는 속 팬티가 쉽게 그것을 제자리에 유지시켜 줄 것이다. 천골 차크라를 위해 선택한 보석은 음모의 위 가장자리에 두어야 한다.

이제 보석을 배꼽에서 손가락 약 2개 너비 위에 있는 태양신경총 중추를 위해 놓는다. 가슴 차크라에 해당하는 보석은 가슴 높이의 가슴 중앙에 놓아야 한다. 좋다면 여기서 녹색과 분홍색의 두 보석을 이용할 수도 있다. 원할 경우에는 목 차크라를 위해서도 두 가지 보석을 이용할 수 있다. 첫 번째 것은 목구멍 지점에, 두 번째 것은 목 아래 목덜미에 놓아야 한다. 내적인 눈을 위한 보석은 두 눈썹 사이 콧마루 위에 놓으며, 왕관 차크라를 위한 보석은 머리 꼭대기에 놓는다. 보석에 자연스러운 뾰족한 끝이 있다면 그것을 머리 쪽으로 향하게 하라.

모든 보석을 제 자리에 놓자마자 두 팔을 옆으로 놓고, 눈을 감고, 자신 안에서 에너지가 어떻게 흐르고 있는지 묵상한다. 보석은 자발적으로 작용하므로 진행되고 있는 것을 시각화하거나 확인할 필요는 없다. 무엇이 일어나기를 기대하지 말고, 지금 일어나고 있는 모든 것이 당신을 내적인 전체성으로 이끌어 준다는 것을 믿어라. 당신이 경험하고 있는 것을 분석하거나 평가하지 말라. 보석의 에너지는 당신을 전체성의 상태로 다시 데려갈 수 있는 방법을 스스로 알고 있는 당신 내면의 자연스러운 자가치유력을 일깨운다. 그 인도를 신뢰하고 그 반응과 당신 내면에서 일어나고 있는 치유와 정화 그리고 자각의 진행 과정들을 받아들여라. 가치 판단으로 가득 찬 당신의 제한된 이해는 자연스러운 치유 에너지와 맞설 수 없다. 당신이 느끼는 것을 몰아내거나 억누르지 말고 그것들이 일어나게 하지도 말라. 그것만이 최상의 방식을 찾을 것이다.

특정한 한 차크라가 더 많은 에너지나 철저한 정화와 조화를 필요로 한다는 느낌이 들면, 보석 주위에 수정을 가세시킴으로써 그 특정한 보석의 작용을 지원할 수 있다. 이런 식으로 여러 차크라들의 에너지를 동시에 강화시킬 수 있는 것이다. 보석의 효과를 강화시킬 수 있는 또 다른 방식은 각 손에 수정을 쥐어 손 차크라를 통합시키는 것이다. 수정을 쥔 오른손은 팔에서 떨어지게 하고 수정을 쥔 왼손은 팔을 향하게 하여, 오른손은 에너지를 발산하고 왼손은 에너지를 받는 연속적인 에너지의 원을 창조한다.

적어도 여섯 개의 수정과 몇 개의 흑전기석 막대(black tourmaline sticks)로 대단히 깊고 강렬한 보석 경험을 가질 수 있다. 흑전기석은 음 에너지를 위한 피뢰침과 같다. 드러누운 다음 수정을 몸 주위에 놓는다(뾰족한 부분이 당신을 향하게 한다). 첫 번째 것은 머리에서 약 10cm 위에 놓는다. 하나나 두 개를 발아래 놓고, 나머지를 몸의 오른쪽과 왼쪽에 둔다. 이제 전기석 막대를 수정 사이에 놓는다. 막대에 자연스러운 끝이 있을 경우에는 그쪽을 몸에서 돌려 두어야 한다.

당신은 이제 찬란한 수정 빛의 원으로 둘러싸여 있다. 당신의 환경에서 나오는 부정적인 진동은 쫓겨났다. 동시에, 부정적인 진동은 당신의 오라에서도 떨어져 나갔다. 보호·소생·정화시켜 주는 그러한 빛의 원 안에 눕는 것은 경이롭고 심오한 경험이다. 그것은 아주 강렬할 수도 있기 때문에 이 형태의 보석 요법은 너무 자주 해서는 안 된다.

또 다른 형태의 보석 요법은 모든 차크라를 위해 수정만 이용하는 것인데, 수정의 순수한 흰색 빛은 일곱 개의 차크라에 상응하는 무지개의 일곱 빛깔 에너지의 잠재력을 내포하고 있기 때문이다. 이 이유 때문에 수정은 모든 차크라를 자극하여 전체 에너지 체계를 조화시켜 준다.

수정을 가슴을 향해 가리키는 식으로 배치시킬 수도 있다. 가슴 차크라 자체에 대해서는 하나의 수정을 머리 쪽을 가리키도록 두고, 또 다른 것은 발 쪽을 가리키도록 둔다. 이런 식으로 모든 에너지가 차크라 체계의 중심인 가슴을 향해 흐르게 하여, 거기서부터 에너지가 다시 발산되어 나가게 한다. 이것이 수정을 배치하는 유일한 한 가지 방식이다. 바란다면 다른 방법들도 자유롭게 시험해 보라. 광내거나 깎은 수정을 이용할 수도 있다.

대개 보석 요법은 20분을 초과해서는 안 되며 때로는 5분으로도 충분할 것이다. 몸에서 보석을 제거한 뒤에는 그 경험이 당신 내면에서 진동하도록 2, 3분 동안 눈을 감고 누워 있는 것이 좋다. 물론, 보석을 장신구로 착용하거나 호주머니에 지니고 다님으로써 그 진동을 일상생활의 한 부분으로 만들 수도 있다. 이 목적을 위해서는 당신이 바람직하다고 여기는 특성들이 있는 한 가지나 그 이상의 보석을 선택하라. 때때로 그러한 보석은 변함없는 친구가 되기도 할 것이다. 많은 시간을 보내는 곳에 한 가지나 그 이상의 보석을 두어도 된다.

우리는 색채 요법에 대한 장에서 또 다른 아주 특별한 형태의 보석 요법, 곧 보석 광선 장치의 이용에 대해 이미 간략히 논했다. 그 장에서 언급된 보석 연구가 조어킴 롤러(Joachim Roller)는 각 차크라를 위한 진짜 보석 분말을 함유하고 있는 특별한 보석 향유도 개발했다. 그것을 해당 차크라 지역에 바르면 치유·소생·보호 효과를 가져온다.

마지막으로, 보석을 다루는 것에 대한 일반적인 조언을 하고 싶다. 보석의 외적인 형태는 내적인 존재에 의해 지탱된다. 당신의 애정 깃든 주의를 어떤 존재에게 보낼 때마다, 그 존재가 당신에게 주어야 하는 선물에 당신 자신을 개방시켜야 한다는 것을 기억하라. 이는 인간뿐만 아니라 동물과 식물 그리고 광물에게도 적용된다. 그러므로 보석을 사랑과 존중심으로 대하고, 그 선물을 감사히 여기며, 그것이 당신의 눈과 가슴을 거듭거듭 기쁘게 해 줄 장소에 보관해야 한다.

아로마 요법

모든 식물과 동물 그리고 인간은, 각각의 경우에, 인식하고 구별하기 위해 대단히 발달된 후각이 요구하는, 뚜렷한 개별적인 냄새를 소유하고 있다. 우리의 냄새는 우리의 인격과 개인적인 특징 그리고 건강 상태를 나타낸다. 우리는 보통 상쾌한 냄새를 맡으면 건강·활력·조화를 연상한다. 건강한 갓난아기는 익은 복숭아 냄새와 비슷한 대단히 감미로운 미묘한 향기를 발산한다. 반복되는 단식과 건강에 좋은 음식물 그리고 명상으로 어떻게든 몸을 철저히 정화시킨 사람들은 그에 필적하는 향기를 발산한다.

상쾌한 냄새를 맡을 때마다 우리는 저절로 숨을 깊이 들이쉬어, 우리에게 자극을 주고 생명을 주는 그러한 효과를 가지고 있는, 생명을 주는 향기로운 향기로 허파를 채운다. 불쾌한 냄새를 만나면, 우리는 건강에 좋지 않으며, 잘못된 것, 생명에 이롭지 않은 것이 우리에게 들어온다고 생각하여 본능적으로 숨을 멈춘다. 우리가 상쾌하거나 불쾌한 것으로 인식하는 것은 전적으로 과거의 경험과 우리의 생활 방식에 달려 있다. 예컨대, 끽연가는 필시, 긍정적이지만, 흡연에 저항하며 담배 냄새를 역겨워하는 사람과는 전혀 다른 담배 연기 냄새에 대한 인상을 가지고 있을 것이다.

왕과 성직자 그리고 성스런 대상이 있는 곳에서 향을 피우는 것은 모든 역사상 관습이었다. 아마도, 가장 이른 형태의 아로마 요법인 향 피우기는 흑사병과 그 밖의 질병에 대한 보호 수단으로도 행해졌을 것이다. 특히 두드러진 향기는 악령을 몰아내거나, 신들의 호의를 불러일으키거나, 사람들의 파장을 보다 높은 영역들에 맞추기 위해 이용되었다. 몇몇 문화만을 언급하자면, 고대 그리스인들, 이집트인들, 바빌로니아인들, 인도인들, 중국인들은 불균형의 상태를 바로잡고, 에너지를 조화시키며, 병을 치유·예방하고, 정화·이완시키고, 자극하기 위해 향기로운 에센스를 이용했다.

그 밖의 많은 자연 치유 방법들의 경우에서처럼, 아로마의 이용은 치유의 한 형태로 재발견되어 지금은 상당히 흥미로운 주제가 되었다.

제각각 그 나름대로의 개별적인 특징들과 메시지가 있는 필수적인 식물의 존재들은 그 빛깔과 활동성의 물질 그리고 향기로 우리에게 봉사하고, 우리의 건강을 강화시켜 주며, 우리에게 기쁨을 제공해 주면서 우리의 의식을 팽창시킨다. 뿌리는 흙 속으로 깊이, 그리고 잎은 빛을 향해 위로 뻗음으로써 식물들은 지상과 천상의 에너지를 받아들여 그것을 아름다움과 빛깔 그리고 향기로 변형시켜 우리에게 보낸다. 식물의 아로마 에센스는 적당한 순간이 오면 너그럽게 발산해 낼 준비가 되어 있으며, 손상되지 않은 순수한 상태인, 가장 깊숙한 존재로 이루어져 있다. 그것들의 향기로운 향기는 영혼의 에너지와 결합하여 우리 안에서 변형의 절차를 일으킨다.

선향(線香)이나 아로마 램프의 향기가 어떻게 방의 분위기를 보강하여, 우리를 이완시켜 주고 우리의 짐을 덜어 주는 '분위기'를 창조할 수 있는지 당신은 이미 몸소 경험했을지도 모른다. 그러한 향기들은 우리가 만사를 더 명쾌하게 보게 하며, 우리 정신을 더 명료하게 해 준다. 자신이 날개를 가지고 있다는 것, 골치 아픈 문제들의 중압감과 어두운 그림자는 자신의 참된 존재에 속하지 않는다는 것, 그리고 자신은 자유로우며 시간과 공간을 넘어설 수 있다는 것을 기억하고 있는 우리 영혼의 미묘하고 밝은 본질을 우리는 느낀다. 향기로운 향의 도움으로 우리는 진정으로 골칫거리들을 뒤에 남겨 두거나 더 객관적으로, 그리고 새로운 관점으로 그것들을 보는 법을 배울 수 있다. 맑고 걱정 없는 기쁨의 느낌은 우리가 만사를 보다 미묘한 수준에서 인식하고 압박감이나 성급함 없이 평화로운 시간을 가질 때 우리를 통해 퍼져 나갈 것이다.

향기는 모든 것 가운데 가장 강렬한 인상을 감각에 심어 주며 우리의 마음 상태에 직접적인 영향력을 끼친다는 것을 최근의 조사 결과는 보여 준다.

그 어떤 관능적인 작용도 후각만큼 직접적으로 우리의 무의식에 저장된 정보에 이르지 못한다. 인생의 어느 때인가 당신은 어떤 냄새를 맡고선, 바로 또 다른 시간과 공간 속으로 다시 휩쓸려 가 이 냄새와 연관된 느낌을 되새겨 본 적이 있을 것이다. 언제나 이처럼 우리에게 오는 기억은 가장 향유할 만한 것들이다. 상쾌한 향기가 자주 기쁨의 기억들에 의해 자발적으로 나타나는 것처럼, 이런 에테르 물질들은 우리 존재의 매우 깊은 근원적인 수준에서, 우리의 차단된 에너지와 해결되지 않은 문제들 훨씬 너머에 있는 영역에서, 순수한 존재에 매우 가까운 영혼의 영역에서 작용한다. 에센스 오일(精油)은 우리를 방해할 방해물들을 용해시키면서 이러한 지극한 행복의 수준들로 우리를 이끌어 줄 수 있다.

꽃과 식물의 미묘한 에테르 물질은 차크라의 자리인 인간의 에너지의 몸을 건드려 우리를 치유 · 조화시킨다.

차크라를 위해 아로마 요법을 행할 때는 반드시 가장 순수한 식물의 향기만을 이용해야 하는데, 그것은 인공적으로 생산된 모든 향에는 식물의 활력 에너지뿐만 아니라 오직 대자연만이 결합시킬 수 있는 복잡한 성분들의 혼합물이 결여되어 있기 때문이다. 현대의 합성향과 향수를 이용하는 사람들은 천연 향기와 그 천연 향이 가진 힘의 절묘한 세계를 모른다.

이런 향기들은 자연스러운 기원을 가지고 있으므로 그 효과는 몸과 영혼의 필요성과 완벽한 조화를 이룬다. 그것들은 종종 몸과 영혼을 정상화시켜 주는 효과도 있다. 즉 건강하고 조화로운 웰빙의 조건을 마련해 주기도 한다.

향기들이 그 활동적인 성분들을 방출할 수 있는 것은 바로 여기 지상이기에, 향기로운 향기는 여기 지상에서 맡아야 한다. 그러나 이런 성분들은 들숨으로만 전송되지는 않는다. 향기는 또한 매개로서 코를 요구하지 않고도 우리에게 직접적인 영향력 있는 진동을 발산한다. 예를 들어, 한 암컷 공작나비가 수 킬로미터 밖에서 바람을 거슬러 십여 마리의 수컷들을 끌어당기는 것이 한때 관찰되었다. 수컷들은 암컷의 향기에 끌린 것이 아니라는 것이 입증된 것이다.

향기의 도움으로 차크라를 활성화시킬 때, 우리는 그 향기의 특질들이 전송되면서 가지는 혜택을 두 가지 방식으로 받는다. 다양한 향기의 효과와 그것들에 연관된 차크라에 대해서는 이전 장에서 상세하게 서술되었다. 각각의 차크라를 위해서는 반드시 다른 향기를 이용해야 한다. 그리고 우리의 자료는 정해진 규칙이 아니라 일종의 제안이라는 것을 기억하기 바란다. 예를 들어, 감미로운 냄새가 나는 꽃의 정유는 모든 차크라를 위해 권장되기는 하지만, 특히 천골 차크라를 조화시켜 주는 영향력을 가지고 있다. 라벤더는 내적인 눈 차크라를 이완시키기에 적합하며, 로즈메리는 뿌리 차크라를 자극하는 영향력을 가지고 있다. 우리의 제안을 따를 때, 당신은 향기가 당신 안에서 일깨워 주는 느낌과 당신의 직관에 따라 가는 것이 가장 좋다.

아로마 요법은 색 시각화 그리고 다양한 형태의 소리·보석 요법과 결합하여 이행하면 아주 효과적이지만, 앞서 서술한 호흡 수련과 결합될 때 가장 좋다. 우리의 호흡은 에센스 오일의 진동을 깊이 들이쉴 때, 그 향기와 차크라 사이의 에너지 교류를 위한 매개로서 봉사한다. 에센스 오일을 피부에 직접 바르고 싶다면, 그것을 식물성 오일(호호바(jojoba)[18])나 아몬드 또는 참깨 기름 등)과 10% 용액으로 섞거나 희석시키지 않은 에센스 오일 두 방울을 탈지면에 묻히는 것(그 다음에 차크라 위에 놓는 것)이 좋다. 미리 탈지면을 준비해서 그것을 가까이에 둘 것을 권한다. 뿌리 차크라로 치료를 시작해서 치료받을 예정인 차크라로 의식이 이동할 때까지는 다음 에센스 오일을 바르지 말라. 차크라마다 2, 3분이면 일반적으로 충분하다. (아로마 요법을 포함한) 다른 형태의 요법에서는 선향이나 아로마 램프를 켬으로써 아로마 기운을 첨가할 수 있다. 그리고 이제 향기가 당신을 떠맡아 끌어올려 새로운 의식 영역으로 데려가도록 놔두라.

요가 형태들

'요가'라는 말을 들으면 서양 사람들은 꽤 복잡해질 수 있는 하타 요가의 육체적인 수련을 빈번하게 연상한다. 그러나 이는 요가의 한 형태일 뿐이며, 일반적으로 요가의 참된 의의는 건강을 위해 수련하는 것 이상이다. 글자 그대로 해석하면, 요가는 '멍에'를 뜻하며, 이는 신성과 결합하고자 하는 의도로 그 신성에 자신을 얽어매는 것을 의미한다. 광의로 해석하면, 합일로 이끌어 주는 모든 방식을 요가라고 할 수 있으며, 요가의 모든 형태는 차크라의 다양한 수준에서 착수할 수 있다. 이러한 의미에서 요가라는 말은 대부분의 명상 형태에 적용된다.

개별적인 차크라에 관한 장들에서, 한 가지나 그 이상의 요가 형태가 각 에너지 중추에 배정되었다. 그것들은 특별한 방식으로, 곧 모든 형태의 요가가 추구하는 합일을 성취함으로써 해당 차크라를 소생시킨다.

만일 당신이 요가나 명상을 수행하고 싶다면, 각 차크라를 위해 우리가 제안한 형태들이 도움이 될 수 있다. 그러나 이 책에서 우리가 할 수 없는 것은 서로 다른 여러 가능성들을 상세하게 분석하는 것이다. 그 밖에도 여기서 언급된 요가 형태 가운데 많은 것은 그 충분한 잠재력을 달성하기 위해서 자격 있는 선생에게서 배워야 한다. 그것들 모두는 전체 차크라 체계를 정화하고 조화시키기 위해 대단히 효과적인 방식들이다.

차크라 호흡

아마도 인생의 어느 시점에서 당신은 호흡이 당신을 주위의 모든 것과 연결시켜 준다는 사실을 자각해 본 적이 있을 것이다. 인간과 동물 그리고 식물은 모두 같은 공기로 숨 쉰다. 당신은 그들이 내쉰 공기를 들이쉬며 그들도 마찬가지이다. 우리의 호흡은 우리를 외부 세계와 결합시켜 줄 뿐만 아니라 내부 세계와의 계속적인 접촉과 교류를 확립해 주기도 한다. 우리의 호흡은 가장 미세하고 가장 깊숙이 있는 세포들에까지도 미쳐 몸에 활력 에너지를 공급해 준다.

산스크리트 저서들로부터 우리는 프라나라는 용어를 호흡이나 숨 또는 보편적인 우주 에너지로 번역해 왔다. 이런 다양한 번역은 서로 다른 호흡 수준들을 묘사하고 있다. 호흡을 통해 우리는 사실, 창조를 유지해 주는 편재하는 생명력과 접촉한다. 여기서 우리는, 당연한 것으로 여겨지지만, 우주적 의미의 절차인 호흡의 차원들을 의식하게 된다.

  그러므로 실제로, 영적으로 진보된 모든 문화가 호흡에 특별한 중요성을 부여하며, 매우 다양한 의식 팽창 수련들을 이 호흡에 바탕을 두었다는 것은 놀라운 것이 아니다. 동양의 전통은 호흡을 단순한 호흡 절차 이상으로 여긴다. 전 세계의 사람들은 기본적으로 같은 가스 혼합물을 들이쉬고 있지만 그것이 들이쉬어지는 방식은 직접적이다. 일정한 모양새와 의식의 상태에서 행해지는 호흡은 공기 중에 포함되어 있는 활력 에너지의 치유와 조화의 효과를 분명하게 강화시켜 준다. 의식의 상태에서 우리는 자신을 열어, 공기 중의 일정한 에너지 진동수로부터 혜택을 얻는다고까지 말할 수 있다. 따라서 미묘하게 등급 지어진 호흡 테크닉들이 오랜 세월에 걸쳐 개발되어, 실질적으로 모든 영적 단체나 건강을 의식하는 단체들 속에서 높이 평가되고 있다. 의도적으로 의식을 호흡으로 보낼 때 우리는 대단히 긍정적인 효과를 일으킬 수 있다. 호흡이 차크라에 대해 가질 수 있는 영향력 또한 오랜 전통을 가지고 있으며, 그래서 많은 특별한 테크닉들이 이 분야에서도 개발되었다는 것을 이해할 수 있다. 이제, 대단히 효과적이며 누구나 집에서 수행할 수 있는 단순한 차크라 호흡 방법에 대해 서술하고자 한다.

  허리를 똑바로 하고 편안히 눕거나 앉는다. 잠깐의 고요함 뒤에, 되도록 코를 통해, 평온하고 규칙적으로 호흡하기 시작한다. 그 다음에, 들이쉬고 내쉴 때, 차크라를 통해 공기를 끌어들이며 방출하고 있다고 상상한다. 주의를 뿌리 차크라에 보내면서, 그것을 통해 부드럽고 천천히 호흡하고 있다고 상상하면서 이를 시작한다. 생기를 회복시키는 프라나의 흐름이 편안하게 흐르도록 하고, 그것이 성급하게 다시 흘러 나가지 않게 한다. 이것을 약 3-5분 동안 계속하고 나서, 다음 에너지 중추인 천골 차크라로 이동하여 같은 방식으로 그것을 통해 호흡한다. 그리고 왕관 차크라에 도달할 때까지 3-5분마다 다음 중추로 이동하면서 그렇게 계속한다. 언제나 의식이 호흡하고 있는 차크라와 함께 머물러 표류하지 않게 하는 것이 중요하다.

실제로, 이런 단순한 수련을 한 모든 사람이 조화로움과 균형을 느끼며 나중에는 에너지로 충만해짐을 느낀다. 어떤 사람들은 완전히 압도되어, "다시 태어난 느낌이다.", "나는 새 사람이다.", "정말로 원기가 회복되었음을 느낀다."와 같이 말하는 것을 우리는 종종 듣기도 했다. 몇몇 사람들은 마침내 집중되고 있다는 느낌을 가지는가 하면, 어떤 사람들은 그냥 평온하고 이완됨을 느끼기도 한다.

그렇게 단순한 수련이 일으킬 수 있는 효과는 정말로 놀랍다. 그것은 진실로 기쁨·평화·힘·사랑의 원천이며, 특히 우울증으로 고생하거나 자신이 약하다든가 고갈됨을 느끼고 있는 사람들에게 대단히 효과적이다. 차크라 호흡을 통해 우리는 정밀하게 가지런히 정돈된 힘으로 에너지 체계를 재충전할 수 있다.

또 다른 가능성은 차크라 호흡을 보석·향기·소리·색의 진동과 결합시키는 것이다. 앞 장들에서 서술된 방법들을 적용하면서 단순히 의식적으로 차크라를 통해 에너지를 들이쉬라. 이 방법도 대단히 효과적이다.

당신은 동적인 차크라 호흡을 시험해 보고 싶을 수도 있다. 여기서는 부드럽게 호흡하지 않고 상상력을 이용해서 차크라를 통해 힘차고 신속하게 호흡한다. 이 방법은 실제로 '차크라 호흡'[19]으로 이름 붙여졌으며, 바가반 슈리 라즈니쉬의 추종자들 사이에 아주 인기 있다. 글로써는 동적인 차크라 호흡의 효과를 서술하는 것이 너무나 불충분하기에, 말로써 지도하는 카세트를 구할 수 있는데, 우리는 이를 진정 권한다. 그러나 특히 강력한 형태의 이 호흡은 그것을 수행하고 있는 사람 안에 엄청난 '불'을 점화시키지만, 노력과 고된 작업을 요구한다. 어떤 사람들에게 그것은 차크라를 정화하고 활성화시키기 위한 방법이 될 수 있지만, 다른 사람들은 그것에 대해 전혀 아무것도 느끼지 않기도 한다. 그러므로, 모든 경우에서처럼, 그냥 당신의 내면의 목소리를 따르라. 그것이 당신을 언제나 최상으로 안내해 줄 것이다.

여러분 가운데 어떤 사람들은 필시 프라나야마(pranayama)에 대해 이미 들어보았거나 그것과 연관된 기술을 시도해 보았을 것이다. 프라나야마라는 말은 산스크리트로, '프라나의 장악'을 뜻한다. 관계되는 호흡 기술은 차크라의 에너지 잠재력을 자극하고 조화시키는데, 가능하다면 자격 있는 선생의 직접적인 안내 아래서 배워야 한다. 그 어떤 방법을 적용한다 할지라도 시도하는 노력은 언제나 그만한 가치가 있다.

차크라 반사 지역 마사지

몸의 모든 부분과 모든 기관 체계가 상응하는 반사 지역을 가지고 있다는 것은 많은 사람들에게 이미 알려져 있는 사실이다. 가장 잘 알려진 반사 지역은 전체 유기체가 작은 지역으로 대변되는 발이다. 이런 반사 지역들은 그 상응하는 기관들과 밀접한 반사적 관계에 있기 때문에, 기관 체계가 스트레스를 받거나 아플 때마다 암시를 해 준다. (부가적으로, 손·얼굴·귀·눈뿐만 아니라 코·머리 등에도 비슷한 반사 지역 체계를 가지고 있다.) 그러나 발의 반사 지역 체계는 아주 잘 알려져 있으며, 가장 널리 이용되는 부위일 뿐만 아니라 가장 단순하며 가장 명쾌하게 한정되는 것 가운데 하나이기도 하다. 전통적인 발 반사 요법은 특별한 압점 마사지로 이루어져 있다. 반사 지역 도해가 실린 대단히 많은 책들이 있으므로 이 점에 대해서는 더 이상 깊이 들어가지 않겠다.

일곱 개의 차크라 각각은 발에 그 자신의 개별적인 '지역'을 가지고 있으며, 이런 지역들을 마사지함으로써 차크라가 영향을 받을 수 있다는 것은 반사 지역 마사지에 관심이 있는 사람들에게는 새로울 수도 있다.

처음에 우리는 차크라를 조화시킬 수 있는 이 쉽지만 대단히 효과적인 방법에 아주 많이 놀랐다. 바른 방향으로 행해지는 몇 번의 손 움직임으로 우리는 차크라 상황을 매우 분명하게 조절할 수 있었다. 자신의 발을 마사지하는 것도 가능하지만, 다른 사람에게서 마사지를 받는 것이 더 효과적일 뿐만 아니라 더 상쾌하기도 하다. 두 사람이 번갈아 서로를 치료해 주는 것이 이상적이다. 차크라 지역들을 마사지하기 시작할 때 우리는 어떤 테크닉을 써야 할지 몰라, 그 효과성을 위해 서로 다른 여러 집단의 사람들에게 다양한 방법을 시험했다. 여기서 보도(Bodo)의 10년에 걸친 반사 지역 경험과 거의 모든 마사지 기술에 대한 그의 실질적인 지식이 매우 귀중하다는 것이 입증되었다.

실험의 결과, 우리는 원형의 움직임을 이용하는 가볍고 부드러운 형태의 마사지가 가장 좋다는 것을 알았다. 잘 알려진 반사 지역 마사지와 대조적으로, 윤활제, 아마도 순한 크림이 될 것인데, 그것도 권장된다.

우리는 첫 번째 차크라의 반사 지역을 시작으로 마사지를 하는데, 약 2, 3분 동안이면 충분하다. 차크라 요법은 우선적으로 물리적 몸의 수준이 아니라 에너지 수준에서 작용한다는 것을 기억해야 한다.

그러므로 우리는 통상적으로 반사 지역 요법과 연관되는 다른 힘을 필요로 하지 않는다. 우리가 할 필요가 있는 모든 것은 부드러운 압력을 주어 원형으로 움직이면서 계속적이고 가벼운 육체적인 접촉을 유지하는 것이다. 이 마사지를 하기 위한 최상의 방식은 마사지를 받고 있는 사람이 '마사지사'를 향해 발을 뻗는 것이다. 마사지를 받는 동안에는 가능한 한 편안하게 앉아야 하며, 훨씬 더 좋은 것은 눕는 것이다. 마사지사는 긴장을 주지 않고 쉽게 발에 닿을 수 있게 앉아야 한다. 오른쪽 발바닥의 차크라 지역과 왼쪽 발등의 같은 지역을 두 손을 이용해서 동시에 마사지하는 것이 가장 효과적이라는 것을 우리는 알았다. 그 다음에 절차는 반대로 되풀이된다. 곧 오른쪽 발등과 왼쪽 발바닥에서 해당 차크라 지역을 마사지하는 것이다. 마사

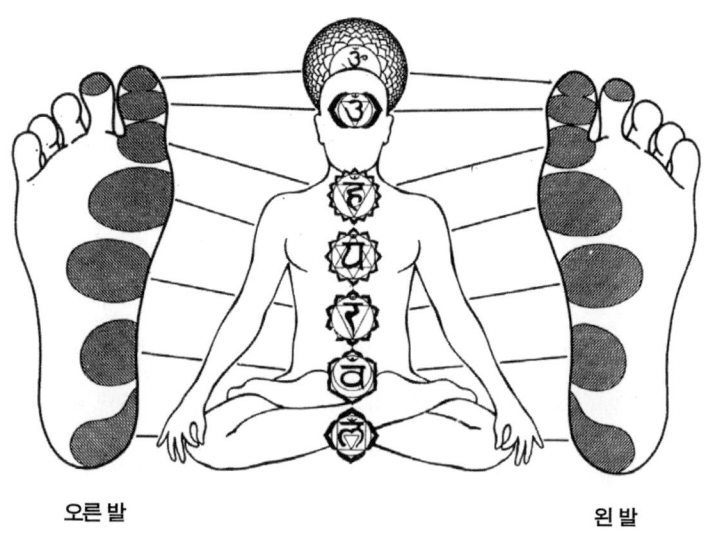

오른 발　　　　　　　　　　　왼 발

차크라 반사 지역 마사지　245

지 받아야 하는 지역의 크기에 따라 한 손가락이나 둘 또는 세 손가락으로 부드럽게 원형을 그리며 움직인다.

그러나 엄격한 마사지 절차에 자신을 국한시킬 필요는 없다. 정말로 중요한 것은 마사지사가 발바닥과 발등의 차크라 지역을 2-3분 동안 동시에 부드럽게 마사지하고 나중에 그 절차를 바꾸는 것이다.

이런 식으로 우리는 일곱 개의 차크라 반사 지역 모두를 차례로 마사지하게 된다. 마사지사는 마사지를 하고 있는 차크라에 집중해야 하며, 그의 손가락 압력은 상쾌하고 적절해야 한다. 마사지를 받고 있는 사람은 완전히 긴장을 풀어서 주의를 해당 차크라에 집중해야 한다.

실험 집단에서 우리는 이 요법의 효과성은 개별적인 차크라 반사 지역들이 순환하는 것과 같은 방향으로 마사지할 때 강화된다는 것을 알았다. 다시 말해서, 남자를 치료할 때 우리는 첫 번째 차크라는 시계 방향으로, 두 번째는 시계 반대방향으로, 세 번째는 시계 방향으로 마사지하는 한편, 여성에게는 반대로 적용한다. (차크라의 회전 방향에 대해서는, '차크라의 기능과 목적'이라는 제목이 붙은 장에 서술되어 있다). 이 절차는 에너지 흐름에 최적의 자극과 조화로 이어지는 것처럼 보인다. 어떤 경우들에는, 마사지하는 동안이나 나중에 가벼운 해독 작용 같은, 다른 형태의 요법에서 알려진 일정한 치유 반응이 일어난다는 것을 알았다. 그러한 반응을 건강의 새로운 나쁜 증상으로 오인해서는 안 된다. 왕왕 우리는 웃음이나 울부짖음의 형태로 된 감정적인 방출을 경험하기도 한다. 이런 것들과 같은 반응은 육체적인 자가 조절 과정을 나타내는 것으로 그 자체로 중요하기 때문에 결코 억눌러서는 안 된다.

하나의 차크라를 마사지한 뒤에 '마사지를 받은 사람'은 잠시 쉬어야 한다. 이 조용한 시간 동안 자신의 몸 속을 듣는 것은 대단히 흥미로울 수 있다. 뭔가가 변했을까? 내가 지금 어떻게 느끼고 있지? 나는 균형이 잡혀 있는가? 우리는 일곱 개의 차크라에 따르는 치료를 모두 연속해서 이틀마다 되풀이할 때 이 요법은 가장 효과적이라는 것을 알았다. 당연히, 차크라 반사 지역 마사지를 이 책에 서술된 다른 방법과 결합시킬 수 있으며, 그로써 보석·색채·아로마·소리

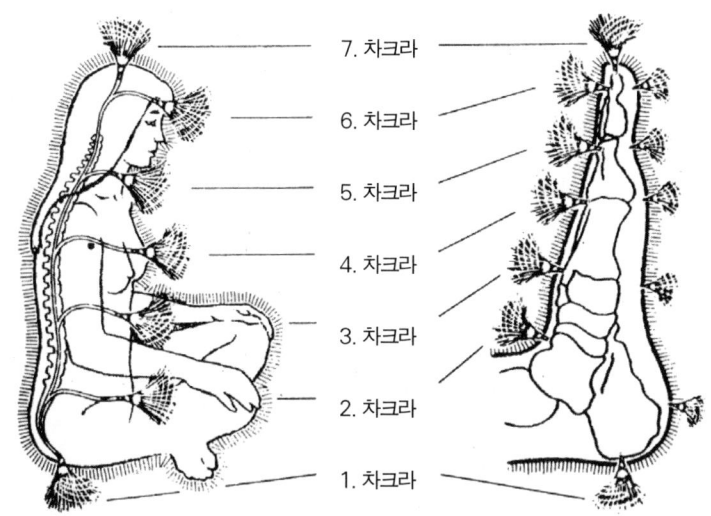

몸에 관련된, 발의 차크라 반사 지역의 위치. "위에서부터 아래로 차례로 상응한다."

요법이 아주 적절하다는 것이 입증되었다. 차크라 반사 지역 마사지는 유아들과 어린이들에게도 좋으며 효과적이다. 우리는 실험 집단 가운데 많은 사람들이 이 차크라 마사지를 재미있어 한다는 것을 알았으며, 그 광범위한 효과에 모든 사람이 놀랐다. 우리 동료 중 한 사람인 매리언 울(Marianne Uhl)은 『차크라 에너지 마사지』[20]라고 제목을 붙인, 이 주제에 관한 책을 냈다. 비록 그 안의 모든 내용에 동의하지는 않을지라도, 우리는 이 책을 독자들에게 권장하고 싶다. 왜냐하면 우리는 반드시 어떤 방법을 사전에 엄밀히 시험해 보고 나서야 우리 자신을 위해 그것을 채택하기 때문이다.

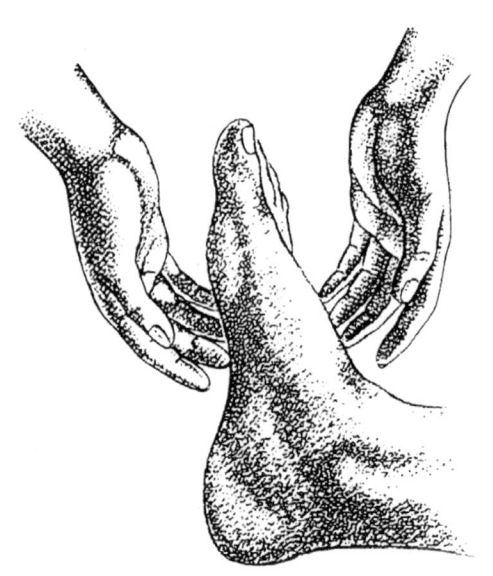

차단된 에너지를 풀기 위한
물리적 몸의 수련들

    키스 셔우드(Keith Sherwood)는 차단된 차크라 에너지를 이완시켜 방출하기 위한 다음과 같은 수련들을 우리에게 가르쳤으며, 우리는 이 기회를 통해 그에게 감사드리고 싶다. 그는 인간의 진보·조화·치유에 관한, 그리고 인도 요가 전통의 고대 지식을 바탕으로 한 수련들로 훌륭한 세미나를 열고 있다.

    이런 수련들은 전체 유기체에 유익하며 균형을 잡아 주는 주목할 만한 효과를 즉시 일으킨다. 당신은 드러눕거나, 허리를 똑바로 펴고 연화좌로 앉거나, 무릎을 꿇고 금강좌로 앉는 것이 가장 좋다. 이제 눈을 감고 천천히 평온함 속으로 움직인다. 호흡은 이완되고 규칙적이어야 한다. 어떤 수행자들은 천천히 10에서 0까지 거꾸로 세면서 각 수와 함께 보다 깊은 이완 상태로 가라앉는 것을 좋아하기도 한다.

수련 1: 뿌리 중추 수축

평온하게 내쉬면서, 마치 억지로 배변을 하려 하는 것처럼, 괄약근을 안과 위로 끌어당김으로써 골반 지역을 가능한 한 강하게 수축시킨다. 이제 생식기를 가능한 수축시키면서 배꼽 지역에 있는 하복부를 끌어당긴다. 이 마지막 단계는 직장과 생식기를 위와 뒤로 당김으로써 앞의 수축들을 뒷받침해 준다.

가능한 복부가 가장 큰 수축에 도달했을 때에 이완시켜 출발 자세로 돌아가기 전까지 수 초 동안 이 수축 자세를 유지해라. 몇 초 휴식한 뒤에, 세 단계와 마지막 수축 상태를 두 번 되풀이한다. 막 수축된 지역에서 의식을 유지하면서 몇 분간의 휴식을 갖는다. 이 수련은 첫 번째와 두 번째 차크라의 방해물을 풀어 주고 쿤달리니의 힘을 자극한다. 수련함에 따라, 올라가고 있는 에너지와 따뜻함의 느낌이 오는데, 이는 아주 정상적인 것이다.

수련 2: 횡격막 수축

(횡격막은 가슴을 상복부와 분리시키는, 다소 수평적인 근육과 힘줄 층이다.) 앞에서처럼 이완되고 규칙적인 호흡을 하면서 계속 내적인 평온과 이완의 상태를 유지한다. 이제 내쉬면서 횡격막을 가슴을 향해 올린다. 그렇게 함에 있어서, 상복부의 기관들을 척추 쪽으로 누른다. 몇 초 동안 수축을 시도하고 유지한 뒤에 이완시킨다. 휴식한 다음에 그 절차를 되풀이한다. 휴식하는 동안에는 방금 작업했던 몸의 부분에 주의를 고정해 두어야 한다. 일반적으로, 진동하는 느낌이

시작될 것이며, 어떤 사람들은 따뜻함을 경험할 수 있고 심지어 열이 날 수도 있다. 이 반응은 태양신경총 차크라가 에너지로 충전될 때 일어난다.

이 수련으로 방출되는 에너지의 일부분은 가슴 차크라로 올라가 그것을 활성화시킨다. 철저한 이완을 유지하면서 자신 안에서 진행되고 있는 것에 집중한다면, 깊은 내적 평화의 느낌이 당신을 통해 퍼질 것이다.

몇 분의 깊은 이완 뒤에 다음 수련으로 들어간다.

수련 3: 목의 수축

코를 통해 호흡하면서, 어깨를 들어 올려 목을 더 짧게 만듦으로써 목을 끌어들이고 내리누른다. 이 자세를 몇 초 동안 유지하면서 목 지역에 집중하다가 이완시킨다. 모든 절차를 세 번 되풀이하고 나서 잠시 이완시킨다.

이 수련은 목구멍 차크라의 차단된 에너지를 풀어 주며 머리와 가슴 사이에 있는 중요한 통로를 정화시켜 준다. 에너지가 다시 자유롭게 흐를 수 있을 때, 내적인 강인함·성실함·자신감이 수반되는 강렬한 '달아오르는' 느낌이 목과 어깨 지역에서 경험될 것이다. 이런 수련들은 음과 양의 에너지를 조화시켜 준다.

이 세 가지 수련을 차례로 한다면, 존재의 상태 전체에서 즉각적인 향상을 경험할 것이다. 그러나 무리하게 하지 않도록 조심해야 한다. 처음에는 이런 수련들을 아침과 저녁에 한 번씩 하는 것으로 아주 충분할 것이다.

경험을 얻음에 따라 수련을 연속적으로 여러 번 할 수 있지만, 자신이 어떻게 느끼고 있는지를 언제나 자각하고 있어야 한다. 결코 자연스러운 내적 한계를 넘어서는 안 된다. 멈춰야 할 때는 자연히 알게 될 것이다.

이런 수련들은 몇 분밖에 요구되지 않으면서도 아주 많은 것을 성취하기 때문에, 우리 자신을 포함한 많은 사람들에게 일상생활의 일부가 되었다. 우리를 진보시켜 주는 것은 대단히 효과적인 이런 수련들에 대한 이론적인 지식이 아니라 일상 속에서 그것들을 실천하는 것이다.

우주의 생명 에너지 전송하기

 우리를 둘러싸고 있는 공간은 보편적인 생명 에너지인 프라나로 가득 차 있다. 그러므로 이 대단히 효과적인 우주 에너지를 직접적이며 구체적으로 활용하고 적용하고자 하는 것은 당연하다. 우리는 차크라 호흡에 관한 장에서 이것을 하는 한 가지 방식을 이미 서술했다. 그러나 방해물을 이완시키고 전체적인 발전을 증진시키기 위해 이 에너지를 활용하는 흥미롭고 대단히 효과적인 방법들도 있다. 그 가운데 하나를 '레이키(Reiki)'라고 한다.

 이 자연스럽고 전체론적인 요법은 기독교 성직자로서 동양과 서양의 많은 국가들을 여행한 일본 의사 미카오 우스이(Mikao Usui)에 의해 19세기 중엽에 (재)발견되었다. '레이키'는 '보편적인 생명 에너지'를 뜻하며, 편재하는 우주 에너지를 인간에게 전송하는 치유법의 한 형태이다. 레이키를 전하는 요법사나 사람은 다만 일종의 촉매 또는 통로로 작용할 뿐이다. 그의 편에서는 아무것도 하지 않고 우주 에너지가 그의 손을 통해 고객에게로 흐를 뿐인 것이다. 오늘날 레이키는 가장 급속하게 퍼지고 있는 치유 방법 가운데 하나이다. 오래전에 우리는 여러 언어로 발간되어 여러 번 재인쇄된 『레이키 – 보편적인 생명 에너지–마음과 몸 그리고 영을 치료하다 – 자가치료와 가정, 전문적인 영업과 원격 요법/영적 치유에 적합한 전체론적인 방법 (Universal Life Energy-Heals Mind, Body and Spirit-A Holistic Method Suitable for Self-Treatment and the Home, for Professional Practice and Teleotherapeutics/Spiritual Healing)』이라고 하는 책을 썼다. 레이키는 수행하기 쉬우면서도 대단히 효과적이기 때문에 큰 인기를 얻었다. 그것은 두 번의 주말 세미나 코스에 참가하여 배울 수 있다. 이 세미나를 통해 모든 인간 안에 존재하는 치유 통로가 열려 에너지를 전송할 수 있는 능력이 선생으로부터 학생에게로 전해진다.

　레이키는 전문화된 지식의 방식으로 요구되는 것이 없기 때문에 심지어 어린이들도 수행할 수 있다. 이 에너지는 그 자체로 '지성'을 지니고 있어, 필요한 부분에 필요한 양만큼 저절로 흘러간다.

　오늘날 레이키는 의학적인 전문인들과 치유자들뿐만 아니라 일반인들에 의해서도 전 세계 수십만의 사람들에 의해 수행되고 있다. 레이키 에너지는 자신의 차크라와 남의 차크라를 조화시키기 위해 이용될 수 있다.

　레이키 에너지는 모든 사람에게 자연스러운 치유 통로를 통해 흐르지만 자신의 내면과 주변의 보다 높은 에너지에 개방된 사람에 의해 일정하게 제한된 정도로만 전해질 수 있다. 설사 레이키 입문을 거치지 않았다 할지라도, 당신의 손이 평온함과 이완을 일으킬 수 있다는 느낌을 가지고 있다면 자유롭게 다음을 적용해 보라.

레이키를 차크라에 실제로 적용하는 것은 꽤 단순하다. 그냥 손을 개별적인 에너지 중추에 놓고, 조화시켜 주는 레이키 에너지로 하여금 그것이 하고자 하는 대로 흐르게 하라.

일곱 차크라 각각은 어떤 다른 것과의 밀접한 관계 속에서 교류하고 있다. 레이키 에너지는 두 손을 통해 동시에 흐르므로, 서로에 대한 관계를 보여 주는 차크라에 손을 놓음으로써, 차크라에 생명 에너지를 제공하고 동시에 그것들을 조화시키고 균형 잡아 줄 수 있다.

구약과 유대교의 의식에 사용되는 깊은 상징적 인공물인, 7개의 초꽂이가 있는 가지촛대는 차크라의 관계를 이상적으로 증명해 준다. 여기서 불꽃들은 차크라를 나타낸다.

그림에서 볼 수 있는 것처럼, 중앙의 불꽃(중심적인 연결 작용을 가지고 있는 가슴 차크라)은 모든 다른 불꽃들 또는 차크라와 밀접한 접촉을 유지한다. 오래된 많은 전통들은 가슴의 에너지 중추에 특별한 주의를 기울였으므로, 가능하다면 언제나 그것을 모든 형태의 치료에 포함시켜야 한다. 레이키를 수행하고 있는 많은 사람들이 잠자리에 들 때 가슴 차크라에 두 손을 놓으며 종종 이 자세로 잠에 들기도 한다는 것을 우리는 그들로부터 들어 알고 있다. 가슴 차크라의 특질들을 개발하고 싶다면, 이것이 이상적인 형태의 레이키 치료이다.

그림에서 우리는 차크라가 다음과 같이 서로 관련되어 있다는 것을 분명하게 볼 수 있다.

　뿌리 차크라와 왕관 차크라
　천골 차크라와 내적인 눈 차크라
　태양신경총 차크라와 목구멍 차크라

　차크라의 균형을 잡기 위해서는 관련되는 두 에너지 중추들 위에

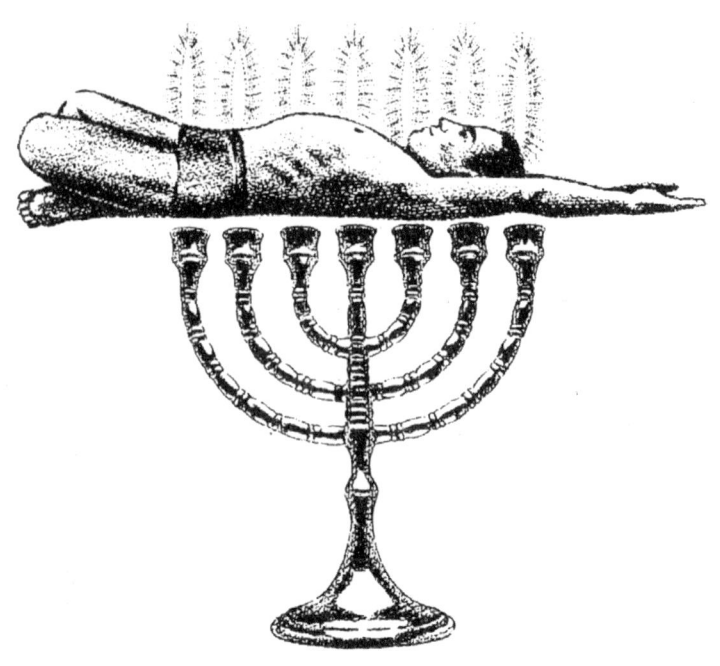

7개의 초꽂이가 있는 '차크라 가지촛대'

두 손을 놓는다. 예를 들어, 뿌리 중추에 한 손, 그리고 왕관 차크라에 다른 손을 놓는 것처럼 말이다. 서로 관련된, 쌍으로 된 여섯 차크라를 치료한 뒤에, 두 손을 이용해서 레이키 에너지를 가슴 차크라로 전송한다. 각각의 경우마다, 두 손을 3-5분 동안 차크라에 둔다. 차크라 에너지들이 균형 잡히는 것을 침묵으로 관찰하는 것은 경이롭기까지 하다.

 문제나 병이 있는 경우에는, 어느 차크라가 생명 에너지로 충전되기를 필요로 하는지를 결정하는 것이 유용할 수도 있다. 개별적인 차크라들에 관한 장에서 우리는 이미 어느 차크라가 몸의 다양한 부분들과 관련되어 있는지에 대해 서술했다. 우리나 우리의 고객이 간(肝)의 문제로 고생하고 있다면 재빨리 도표를 보라. 그러면 간이 태양신경총 차크라와 관련되어 있다는 것을 알 수 있다. 우리는 이 차크라를 한 손으로 치료하면서 다른 손을 이용하여 레이키 에너지를 바로 간으로 전송한다. 그 이상의 가능성은 문제가 있는 차크라와 관련된 차크라를 치료해서, 레이키로 하여금 그것들의 에너지를 균형 잡게 하는 것이다. 이미 알고 있는 것처럼, 가슴 차크라는 전체 체계의 중심이므로 그것을 균형 잡는 것도 언제나 권할 만한 것이다.

 이 주제는 우선 레이키 수행자들에게만 흥미로운 것이기 때문에 여기서는 더 깊이 논의하지 않겠다. 레이키의 작업장 속으로 들어갈 수 있는 약간의 통찰력을 얻기를 바라면서, 단순하지만, 전반적인 건강과 내적인 조화를 성취할 수 있는 효과적인 방법을 찾고 있는 모든 사람에게 이 형태의 요법을 권장한다.

현대인들은 자연의 방법에서보다 기술적인 장치를 더 많이 신뢰하는 경향이 있으므로, 어떤 치유사들은 광범위한 장치들을 이용해서 우주 에너지로 환자들을 치료하기도 한다. 이런 점에서 모델 피라미드(model pyramid)와 오르곤[21] 축적기(orgone accumulator)의 이용은 특히 가치가 있다는 것이 입증되었다.

피라미드의 특정한 모양은 우주 에너지를 집중시켜 그것을 레이키와 비슷한 방식으로 전송하므로, 일정한 부분들에 에너지를 공급하기 위해 몸 위에 모델 피라미드를 놓는다. 오늘날에는 이런 종류의 치료를 위한 매우 다양한 피라미드를 볼 수 있는데, 모두가 기자(Giza)[22]에 있는 쿠푸(Cheops)[23] 피라미드의 경사 각도(51도)와 상응한다. 최상의 결과를 위해서는 항상 피라미드 모서리 가운데 하나를 남북의 축에 정렬시켜야 한다. 우리는 나무, 무쇠, 대리석, 은, 구리, 세라믹, 알루미늄, 마분지, 합성 물질, 보석 등으로 만들어진 다양한 크기의 피라미드로 실험을 했다. 그러나 수정, 장미석영, 자수정으로 만든 피라미드로 작업하는 것을 언제나 선호해 왔는데, 왜냐하면 그것들을 보석 요법에 혼합시킬 수 있기 때문이다. 대개는 영향을 주고자 하는 몸의 부분에 피라미드를 5-10분 동안 놓는다. 차크라는 이런 식으로 집중된 에너지에 아주 긍정적으로 반응한다. 여기에 서술된 다른 형태의 요법에서처럼, 치료받고 있는 부위에 의식을 보내는 것이 좋다.

최근에 출판한 『행운의 피라미드(Die Glückspyramide)』에서, 피라미드 연구가 만프레드 케펠러(Manfred Keppeler)는 흥미로운 발견을 보고하고 있다. 오랜 조사와 계산 과정에서 그는 쿠푸 피라미드의 각이 이집트에는 최적이지만 우리가 사는 곳에는 그렇지 않다는 것을 발견했으며, 유럽 국가들에 이상적인 각도는 51도가 아닌 65도여야 한다는 결론에 이른 것이다. 이 각도로 제조된 피라미드는 에너지 잠재력이 상당히 증가된다.

자연 치유에서 널리 이용되는 오르곤 축적기는 상세하게 언급하지는 않겠다. 그것은 바론 폰 라이헨바흐(Baron von Reichenbach, 1788-1869)가 단정한 '오딕 파워(Odic Power)'[24]를 광범위한 연구로 증명하여 그 실질적인 용도를 찾고자 했던 과학자이자 정신분석학자인 빌헬름 라이히(Wilhelm Reich, 1897-1957)에 의해 고안되었다. 겉으로 봐서 오르곤 축적기는 상자나 캐비닛처럼 보인다. 그러나 그 벽은 엄격한 설계 명세서에 따라 조립된 서로 다른 물질들의 많은 층들로 이루어져 있다. 이 캐비닛은 치유에 이용되는 우주 에너지를 집중시킨다. 대개 환자는 캐비닛 안에 잠시 앉아 우주 에너지로 충전되는데, 이는 차크라에 에너지를 주입하는 절차이기도 하다. 또 다른 방법은 오르곤 축적기에 솜을 채운 다음 그 솜을 차크라 위에 놓거나 접착 테이프로 붙이는 것이다. 앞에서 서술된 운동역학 팔 테스트(Kineological arm test)가 보여 준 것처럼, 이 방법은 여러 경우에 아주 효과적임이 입증되었다.

여기서 서술된 방법들 가운데 하나(또는 그 이상)가 마음에 끌린다면 엄밀히 시험해 보라. 그러면 경탄하게 될 것이다.

차크라를 통한 내면의 여행

지금부터 설명하고자 하는 여행은 명상을 통한 내적인 이미지와 경험에 문을 여는 것이다. 여기서 우리는 교재를 인용할 뿐만 아니라 이런 목적에 적합한 배경 음악도 설명할 것이다(영어판은 현재 준비되어 있으며, 1991년 과정에서 사용할 수 있을 것이다. 상세히 설명하면 독일 Aitrang 8955 Windpferd 출판사에서 출판된 것이다). 당신은 그것을 스스로 기록하거나 읽어 줄 파트너 또는 친구가 있으면 좋다. 책은 천천히 읽어야 하며, 문장 사이는 짧게 끊어야 하고, 긴 문장일 때는 다 읽고 난 뒤 길게 쉬어야 한다. 자, 당신의 친구와 함께 여행을 떠나자. 이는 나중에 당신이 경험을 나눌 수 있는 굉장히 멋진 일이 될 것이다.

당신이 특별한 차크라가 작동하기를 원한다면 개별적인 통로를 선택할 수 있는 방법이 설명될 것이다. 어떤 경우에든 초기의 호흡을 항상 유지하고, 그리고 끝에는 당신이 경험하였던 것을 투영할 수 있는 시간을 가지게 될 것이다.

아로마 램프, 선향의 온화한 향기, 원석의 영기는 이 여행에서 당신과 항상 함께 할 수 있을 것이다. 만약 당신이 우리의 카세트를 사용하지 않는다면, 부드러운 배경 음악으로 경험을 강화할 수도 있을 것이다.

명상의 모든 과정 동안 당신은 방해 받지 않아야 한다. 방은 상쾌하고, 따뜻하게 하며, 손담요를 사용하면 좋을 것이다. 편안하게 눕고, 에너지의 자유로운 흐름을 해치지 않도록 다리를 꼬지 말아야 한다. (이것은 결가부좌에는 적용되지 않는다.)

계속되는 명상은 차크라의 온화한 개방과 자극을 나타내게 될 것이다. 그러나 이것은 명상에 의해서 거의 자연스럽게 일어난다. 당신은 어떤 노력도 필요 없으므로, 어떤 것도 할 필요가 없다. 제시되는 이미지나 감동을 경험하기 위해서 노력하지 말라. 긴장을 풀고, 모든 아이디어, 사고 그리고 올라오는 느낌들을 감각적으로 알 수 있게 해라. 당신의 존재와 완전히 다른 차원에서의 행동이므로, 그 테스트에 이성적인 접근을 하지 말라. 당신은 이 여행을 시작하고 있는 모든 시간 동안 이런 내적인 자세를 기억해라. 당신은 내적 여행의 과정에서 제한되었다가 이제 방출되는 에너지의 존재를 경험할 수 있을 것이다. 억압된 감정과 느낌은 의식이 있는 자각으로 떠오르게 될 것이다. 무엇이 일어나든 받아들여라. 어떤 것도 거부하지 말라. 당신 안에서 일어나는 자연적인 치유의 힘에 자신을 맡겨라.

지금 편안하게 눈을 감고 누워라. 각각의 호흡과 함께 긴장이 더욱 풀리고, 평온한 상태와 내적 평화에 깊이 빠져들어 간다.

● 항문과 생식기 사이에 위치한 첫 번째 에너지 센터로 당신의 의식을 옮기고, 그것이 아래 방향으로 열린다고 자각하라. 의도나 목적, 기대를 가지지 않고, 잠시 동안 당신의 의식이 머물게 해라. 당신의 의식이 뿌리 차크라를 온화하게 자극하고, 그것과 일치하게 된다. 당신은 천천히 일정하게 순환하고 진동하는 에너지의 따뜻한 흐름을 느끼게 된다. 이런 흐름의 중앙으로부터 맑고 깊은 빨간 빛이 나타나기 시작한다. 이런 파동의 진동에서 당신의 첫 번째 차크라는 당신의 몸 속에서 에너지를 내뿜으며, 당신의 피는 그 에너지를 몸의 요소요소 모든 세포에 배달하며, 평화로운 따스함과 활력으로 그것들은 더욱 풍부해진다. 결국은 고요한 힘의 흐름이 몸 속에 흐르게 된다.

지금 당신은 뿌리 차크라가 더욱더 많이 열리고 있다는 것을 지각하고 있으며, 신선하고 활력 있는 지구의 에너지가 당신의 몸 속에 들어간다. 이 에너지의 근원을 따라 지구의 핵으로 깊이 내려가면 당신의 뿌리 차크라와 같은 격렬한 빨간색 빛이 있을 것이다. 계속적인 에너지 흐름은 다른 차원을 꿰뚫는 지구의 가장 깊은 가슴으로부터 올라온다. 그것은 뿌리 차크라를 통해 몸 속으로 흘러 들어간다. 당신은 지구 안에 머물러 있는 숨은 힘을 경험한다.

당신의 고유한 몸은 이 힘에 의해 태어나고, 자라고, 유지된다. 그것은 우리의 행성을 형성하는 힘과 동일한 에너지이며, 그 힘은 수많은 식물들, 동물들 그리고 사람들을 낳았다. 당신은 지구와 창조물과 친숙하게 연결되어 있다. 그들을 채우고 있는 동일한 생명의 힘이 당신을 통해서 순간적으로 진동을 일으킨다. 당신은 살아 있는 지구의 순환 속에서 보호되고, 키워지고, 치료된다.

이 내적 여행을 마치면, 당신은 뿌리 차크라에서 끊임없이 솟아나는, 없어지지 않는 생명 에너지의 원천과 연결 상태를 유지하게 될 것이다. 인생에서 당신의 태도는 온화하고 부드러워지며, 이 경이로운 행성을 위한 감사와 사랑으로 채워질 것이다.

● 지구의 진동하는 힘이 계속 당신을 통해 흐르는 동안, 당신의 의식을 천골 차크라로 서서히 옮겨라.

그것은 배꼽 아래에 손의 너비만큼 내려간 곳에서 발견되며 앞으로 향해 열려 있다. 어떤 기대나 목적 없이 그저 이 영역에 집중해라. 당신의 의식은 두 번째 차크라를 자극한다. 당신은 미묘한 순환 동작을 느끼며, 그것은 뿌리 차크라에서의 흐름보다 더 선명하다. 그것은 넘치는 에너지의 회전하고 춤추는 동작과 같고, 따스한 물이 소용돌이치는 것 같은 느낌을 준다. 그것의 중앙에는 선명한 오렌지빛이 자라기 시작한다. 빛은 순환하는 물의 굽이마다 더 강렬해질 것이다. 그 빛은 넓게 확장되어 널리 펼쳐지고, 몸을 가득 채운다. 빛들은 피의 순환과 림프 시스템의 정제된 흐름과 함께 합쳐진다. 당신의 몸은 지금 하나의 삶의 에너지이다.

그리고 그 흐르는 에너지의 팽창은 피부의 기공을 통해 날아가, 당신을 감싸고, 온화한 힘이 당신을 안아 준다. 그것은 당신을 기분 좋게 유지하면서, 상쾌하게 닿고, 당신을 어릴 때처럼 부드럽게 흔들어 준다. 당신의 몸과 정신은 매듭에서 풀려나고, 정제되고 풍부한 삶의 힘을 흡수한다. 막힌 통로가 열리고, 잊혀진 기억이나 느낌이 깨어나게 된다. 모든 방향으로부터 새로운 삶이 당신에게로 흘러오고, 흐르는 에너지로 당신을 채우게 된다.

그리고 삶의 진동의 흐름은 팽창되고, 부드럽고 따뜻한 물이 사랑스럽게 당신을 북돋우고 흔들어, 당신은 끝없는 바다에 이른다. 수평선에서 영롱한 아침 해가 떠오를 때, 황금빛 오렌지색 광선과 같은 것이 하늘과 바다에 가득하게 된다. 당신은 신세계의 첫 아침에 일어나는 것처럼 느낀다. 삶의 모든 것이 정제되고, 창조된 모든 것과 모든 존재에 접촉하면서 당신 안에 깊은 축복의 물결이 일어난다. 깊고 친숙한 방법으로, 모든 창조물에서 흐르고 있는 삶의 힘이 당신을 통해 흐르고 있는 것을 알게 된다. 당신은 충만한 자신감으로 그 흐름에 복종한다.

이 여행에서 돌아왔을 때, 당신은 만들어 내고 수용하는 창조의 힘에, 당신의 내면과 당신을 둘러싸고 흐르는 삶의 기적을 향해 당신 자신을 열 것이다.

- 삶의 물은 당신을 통해 계속 흐르면서, 몸과 영혼을 채우고, 당신은 세 번째 에너지 센터를 자각하게 된다. 그것은 배꼽 위 2인치에 위치하며, 앞을 향해 열려 있다. 어떤 목적이나 의도 없이 잠시 동안 그곳에 남아 있다면 자각하게 된다. 당신의 의식은 개인적인 힘의 원천이자 기저인 태양신경총 차크라를 온화하게 자극하게 된다. 그것이 제공하는 조건이 무엇이든지, 당신은 세 번째 차크라의 긴장을

풀도록 받아들인다. 그것은 따뜻한 에너지의 순환하는 흐름 안으로 들어오기 시작한다. 곧 빙글빙글 도는 움직임은 그것의 핵으로부터 노란 황금빛을 발산한다. 떠오르는 해의 빛처럼, 그 광채는 점점 증가하고, 달래는 듯한 온기가 점차 당신의 몸을 채운다. 귀중한 온기는 안으로부터 당신과 접촉한다. 완전히 긴장을 풀고 편안해지면, 당신은 이 황금빛 광채에게 인도된다. 이 빛은 당신 영혼의 가장 심오한 깊이에까지 내려가고, 밝음과 맑음으로 가득 채운다. 그림자와 긴장은 녹는다. 평화, 힘, 풍요가 당신 안에 지속될 때까지 몸의 중앙으로부터 빛나던 빛은 당신 존재의 전부로 퍼진다.

당신을 희미하게 감싸고 있는 황금 광선은 세상 속으로까지 뻗어간다. 세 번째 차크라는 찬란한 빛을 내는 태양으로 변하게 된다. 삶의 따뜻함, 힘과 빛의 무한한 원천이 된다.

여행을 마치면, 당신은 빛과 평화와 에너지의 내부 센터로부터 삶을 유기적인 형태로 받아들일 수 있을 것이다. 당신 안에서의 그 빛은 세상 속에서 빛을 발할 것이고, 존재의 모든 단계에서 풍요와 빛을 끌어당길 것이다.

당신은 당신이 자신을 감싸고 있는 행성, 동물, 사람 그리고 모든 것들을 위한 빛의 중심이라는 것을 받아들일 것이다.

● 당신 내부의 따뜻한 광채가 퍼져 있는 동안, 당신의 의식은 네 번째 차크라를 향해 가게 된다. 가슴의 중앙에 있으며, 그것은 앞을 향해 열려 있다. 이 지역은 단순히 기대도 없고 목적도 없는 지역이라고 말할 수 있다. 당신의 의식은 가슴 차크라를 자극한다. 당신은

가장 평온하고 부드러운 진동을 알게 되는데, 그것은 녹색 빛을 내는 오라에 감싸여 있는 장밋빛의 광채로 점차 분명해진다. 그것은 투명한 잎의 원 안에 박혀 있는, 빛으로 만들어진 부드러운 꽃이 피어나는 것처럼 느껴진다.

이 개화의 중심에는 온화한 에너지의 원이 그려지기 시작한다. 이 동작에서 당신의 의식의 에너지가 모이는 동안, 더 많은 개화가 일어, 당신은 그 속에서 어떻게 꽃이 피는지 깨닫게 된다. 사랑의 진동은 당신 가슴에 피어 있는 꽃으로부터 빛을 내고, 빛나는 당신은 주위의 모든 사랑과 조화를 이룬다. 당신은 천사의 손에 의해 좌우되는 것처럼 느껴지고, 사랑에 대한 가장 깊은 갈망을 완전하게 이해한다고 느끼게 된다. 당신은 사랑의 친절과 감정에 기꺼이 인도된다.

가슴의 중앙으로부터 깊은 기쁨, 웃음, 내적인 만족을 깨닫게 된다. 그것은 마음을 달래 주는 놀라운 음악처럼 느껴진다. 그것은 당신 몸을 통해 넓게 퍼지고, 그 자체의 멜로디에 깨어난다. 그것은 당신의 마음 깊은 곳에서 울리고, 사랑과 조화로 충만해진다. 그것은 당신 주위의 공간을 채우고, 만물의 깊은 곳까지 도달하게 된다.

주위의 모든 것으로부터 마치 답하는 것처럼, 음악이 울려 퍼지는 것처럼, 완벽한 교향곡 속에 가슴의 음악이 통합된다. 그것은 새로운 실재에 문을 여는 것이다. 사랑과 즐거움의 진동이 각각 모든 삶의 모습에서 퍼지고 있는 것을 깨닫게 된다. 모든 창조물들과 맞추어, 당신은 하늘로부터 울려퍼지는 사랑의 음악 안에서 진동하게 된다.

이 여행으로부터 돌아왔을 때, 당신은 다시는 결코 혼자가 아닐 것이다. 당신의 가슴 차크라를 통해, 항상 모든 사물의 내부적인 존재와 연결될 것이다.

● 가슴의 음악이 울려 퍼지는 동안, 당신의 의식은 목구멍 차크라를 향해 가게 된다. 그것은 앞을 향해 열려 있고, 뒤를 향해서도 조금 열려 있다. 이 지역은 어떤 의도도 없고, 목적도 없는 지역이라고 말할 수 있다. 당신의 의식은 목구멍 차크라를 자극한다. 그 진동수의 신비는 반투명의 밝은 파란 광채를 발생시킨다. 그것은 푸른 창공의 분위기이다. 지금 이 빛나는 밝은 진동이 확장되어 당신 전체를 채우는 것을 알게 된다.

당신이 하늘처럼 무한해지기 전까지 당신의 내적인 삶은 더욱 확장되고 밝아진다. 무한한 공간이 모든 별, 행성과 태양이 존재하도록 한 것처럼, 당신은 내부와 외부의 세상에 존재하는 모든 것을 수용하게 된다. 인생의 춤이 당신 자신의 존재에 대한 경이로움 안에서 무한대로 펼쳐진다.

당신은 그것들이 원래 있었던 것처럼 모든 것들을 받아들이고, 모든 것이 오고 가도록 허용한다. 그리고 이런 무한 의식의 자유로움에서 모든 것이 완벽해진다. 행복의 밝은 파도가 무한 공간을 통해 진동된다. 그 안에는 평온이 있다. 무한 공간에서 들을 수 있는 완벽한 고요함이다. 당신은 당신 자신을 영혼의 가장 깊은 곳으로부터 모든 메시지들을 받아들이는 통로로 허용한다.

당신이 이 여행에서 돌아왔을 때, 당신 안에서는 하늘의 밝은 팽창이 계속하여 이루어질 것이다. 스스로가 더 많이 받아들이면 받아들일수록, 더 자유롭게 외부 에너지들의 흐름을 사용할 수 있을 것이다.

● 선명하고 밝은 무한대가 계속 당신 안에 펼쳐진다면, 당신의 의식은 제3의 눈 차크라를 향해 가게 된다. 눈썹 사이 조금 위에 위치하며, 그것은 앞을 향해 열려 있다. 이 지역은 의도도 없고 목적도 없는 지역이라고 말할 수 있다. 당신의 의식은 제3의 눈 차크라를 자극한다. 당신은 조용한 둥근 진동을 깨닫게 된다. 이 고요한 움직임 안에서 쪽빛이 나오기 시작하고, 그 색깔은 점점 더 짙어진다. 그것은 무한 공간에 숨겨진 비밀스런 인생의 선명한 밤의 빛이다. 당신의 의식이 이 빛에 들어가도록 하면서, 고요한 광채에 의하여 더욱더 퍼지게 하라.

쪽빛의 진동은 감수성을 풍부하게 하고, 평온하게 만든다. 깊이 더 깊이 당신은 이 평온하고 고요한 푸름 속을 모험하게 된다. 당신 안에서 고요함은 자란다. 생각은 뒤로 남겨진다. 당신의 모든 의식은 이 고요한 빛의 평화로운 광선에 의해 충만하게 된다. 당신은 존재의 깊은 수준에서, 모든 창조물 안에서처럼 당신 안에서 운영되는 완전한 의식과 연결된다. 당신은 모든 개념과 생각을 초월하여 존재하는 무한한 우주의 지식에 당신 자신을 열게 된다.

이 여행으로부터 돌아왔을 때, 당신은 모든 세상의 현상에서 외부적인 형태에 의해 숨겨진 진실을 이해하는 삶을 살게 될 것이다.

● 깊게 받아들인 침묵이 당신 안에 계속 진동되는 동안에, 당신의 의식은 왕관 차크라를 향해 가게 된다. 그것은 당신의 두개골 중앙에 위치하며, 위를 향해 열려 있다. 어떤 의도나 목적 없이 잠시 동

안 당신의 의식이 남아 있게 하라. 주의를 기울이면, 아주 천천히 이 문이 열리고 밝고 선명한 자줏빛이 나타난다. 신성한 영역에 들어가는 것처럼, 자줏빛의 사원이 위에서 열린다. 그리고 이 새로운 개방을 통해, 모든 색을 둘러싼 찬란한 하얀색의 빛이 넘쳐 나, 자줏빛 사원을 채운다. 마치 샤워하는 것처럼 은총이 당신에게 쏟아진다. 당신이 흠뻑 젖을 때까지 밝은 빛을 흡수하면서, 당신의 모든 기공이 은총을 받기 위하여 스스로 열리게 된다.

이 빛은 경계도 시간의 제약도 없다. 당신은 모든 창조물의 가장 깊은 가슴 안처럼, 당신 안에서 결코 빛이 사라지지 않는다는 것을 이해하게 된다. 이 완벽한 빛 안에서 당신은 온 세상에 편재하고 있는 신성한 존재와 하나가 된다. 이 빛은 모든 침묵 속에서 진동하면서 모든 음악을 담는다. 일출 전의 순간 같은 고요함을 통해, 무한한 스텝과 진동 안에 인생의 춤을 담는다. 소망이나 필요로부터 벗어나 당신은 이 빛 속에서 쉴 수 있다. 이곳은 당신의 집이다. 당신은 여행의 목표에 도착한 것이다.

당신의 내면은 이 빛의 한 부분으로부터 항상 빛이 날 것이다. 삶이나 세상을 통해 당신의 내면이 광채로 빛나는 것을 허용하라. 이 맑은 하얀 빛의 선명한 광채가 퍼지는 동안, 당신의 의식은 다시 왕관 차크라에 돌아온다. 당신은 어떻게 투명한 빛이 밝고 선명한 자줏빛의 진동으로 변화되는지를 경험하게 된다. 당신의 의식을 제3의 눈 차크라로 진행하게 하라. 여기서 당신은 어떻게 투명한 빛이 짙은 쪽빛의 진동으로 변화되는지를 경험하게 된다.

당신의 의식을 목구멍 차크라로 향해 가게 해라. 당신은 어떻게 순수하고 투명한 빛이 밝은 파란빛 진동으로 변하는지 깨닫게 된다. 당신의 의식을 가슴 차크라로 더 내려라. 여기서 당신은 어떻게 투명한 빛이 부드러운 장밋빛과 선명하고 풍요로운 녹색으로 변화되는지 경험하게 된다.

당신의 의식을 태양신경총 차크라로 부드럽게 유도하라. 여기서 당신은 어떻게 밝고 투명한 빛이 눈부신 황금색의 진동으로 변하는지를 알게 된다.

당신의 의식을 천골 차크라로 가게 하라. 여기서 당신은 투명한 빛이 밝은 오렌지색의 진동으로 변하는 것을 본다.

이제 뿌리 차크라로 움직여라. 여기서 당신은 투명한 빛이 선명하고 깊은 빨간색의 진동으로 변하는 것을 경험한다.

당신 자신을 삶의 전체와 연결하면서, 투명한 빛으로 된 색의 진동 안에서 휴식을 취해라.

이 여행에서 돌아온 후에, 당신이 경험하였던 일체감, 강함, 빛과 사랑은 당신과 함께 남을 것이고, 당신 안에서 계속 살아갈 것이고, 당신과 세상을 풍요롭게 할 것이다. 그것은 저절로 일어날 것이다.

- 이제 당신의 주의는 완벽하게 당신의 몸을 향하고 있다. 깊이 숨을 들이마시고 깊이 숨을 내뱉어라. 현재 이 순간에 당신이 뒤에 있다고 느낄 때까지 몇 분간 팔다리와 몸통을 쭉 펴라. 당신이 눈을 천천히 뜨기 전에 얼마의 시간을 가져라.

당신은 당신이 원할 때마다 또 다른 여행을 할 수 있다. 그러나 이런 경험들을 잘 이해하고 통합할 수 있는 시간이 필요하다. 각각의 여행은 조금씩 차이가 있다. 만약 당신이 정기적으로 이를 실천한다면, 시간이 지남에 따라 당신의 경험은 더 깊고 더 선명해질 것이며, 매일의 삶에서 점점 더 많은 부분들이 이러한 경험들로 채워질 것이다.

주석

1) 모든 철학과 종교를 포용하며 신 또는 영적인 문제들에 관한 모든 지혜를 구현한다고 하는 신지학(神智學)에서는 모든 지혜가 표현되지 않고, 신에 대한 모든 것을 알 수 없다면 적어도 인간에 대해서는 더 많은 것을 발견할 수 있을 것이라고 선언한 루돌프 슈타이너가 창시한 운동.
2) 물라다라(직장) 차크라
3) 명치
4) 물질 세계 위에 있는 미묘한 우주인 별 기운의 영역에 해당하는 몸
5) 생명 에너지인 프라나의 흐름 또는 통로
6) 존 다이아몬드 박사의 Dein Korper lugt nicht(Verlag fur angewandte Kinegiologie, Freiburg, 1983)
7) 조셉 오버바흐(Josef Oberbach) 박사의 Das groSe Biotensor Praxis-Buch(Verlag Deutsche Bioplasma Forschung, Munich, 1983)에 서술되어 있다.
8) 피터 맨델의 에너지 방사 분석 Energy Emission Analysis(Synthesis Verlag, Wessobrunn, Germany)
9) 말레이·자바산 교목
10) 투명하고 보라빛을 띤 분홍빛 리티아 휘석(spodumene)
11) 유아의 정수리 부분
12) 어떤 악음(樂音) 가운데에서 기음(基音)을 제외한 다른 성분. 그 강도가 음색을 결정함.
13) 건반 악기를 위한 화려하고 급속한 연주를 주로 하는 전주곡
14) 목 부분이 길고 동체가 작은 인도의 발현악기
15) by Shalila Sharamon and Bodo J. Baginski(Lotus Light Publications, Wilmot, 1991) by Marianne Uhl, Windpferd Verlag(D-8955 Aitrang, Germany, 1989)
16) 파드마사나, 결가부좌
17) 바즈라사나
18) 북아메리카산 회양목과의 소관목
19) 모든 라즈니쉬 센터에서 ('차크라 호흡'이라는 딱지가 붙은) 카세트로 구할 수 있다.

20) Chakra Energy Massage by Marianne Uhl(Lotus Light Publications, Wilmot, Wisconsin, U.S.A.)
21) 빌헬름 라이히(Wilhelm Reich) 등이 사용한 말로, 생명력인 기, 프라나 등과 같은 개념
22) 부근에 피라미드와 스핑크스가 있는 이집트 북부의 도시
23) 기자의 대피라미드를 건설한 이집트 제4왕조의 왕
24) 기, 프라나, 오르곤 에너지와 같은 개념의 말

부록

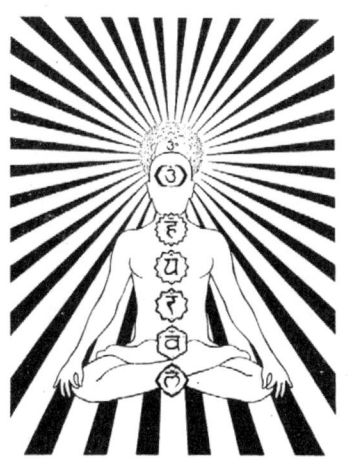

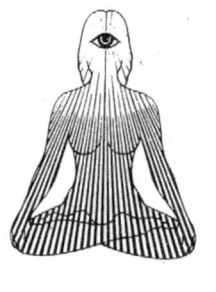 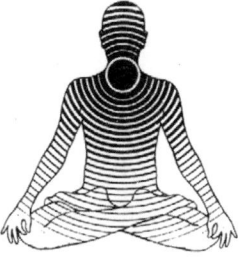 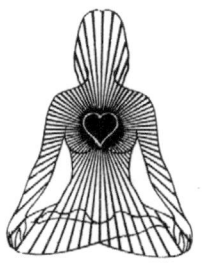

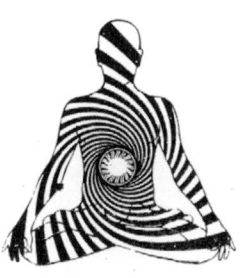 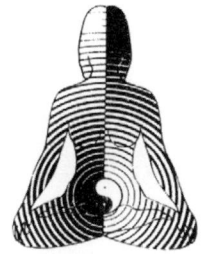 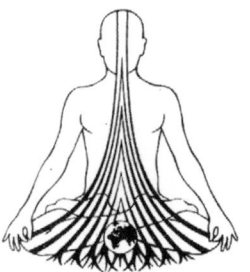

부록 277

차크라와 관련되는 요소

차크라	명칭	상징	위치
첫 번째 차크라	물라다라 차크라, 뿌리 중추, 기초 차크라 혹은 미저골 중추(뿌리 지주).	4잎의 연꽃	항문과 생식기 사이, 미저골에 연결, 아래로 향해 열림.
두 번째 차크라	스와디스타나 차크라, 천골 차크라, 혹은 십자 중추.	6잎의 연꽃	천골 상부 부분, 대체적으로 음모의 윗선(線), 앞을 향해 열림.
세 번째 차크라	마니푸라 차크라, 태양신경총 차크라, 혹은 배꼽 중추, 비장, 위, 간 차크라.	10잎의 연꽃	배꼽에서 손가락 2개 너비 위, 앞을 향해 열림.
네 번째 차크라	아나하타 차크라, 가슴 차크라 혹은 심장 중추.	12잎의 연꽃	가슴(가슴뼈) 중추. 앞을 향해 열림.
다섯 번째 차크라	비슈다 차크라, 목 또는 목구멍 차크라, 커뮤니케이션 중추.	16잎의 연꽃	안쪽 쇄골과 후두 사이, 앞을 향해 열림.
여섯 번째 차크라	아갸나 차크라, 이마 차크라, 제3의 눈 차크라, 지혜의 눈 혹은 명령 차크라.	96잎의 연꽃 2×48잎의 연꽃	이마의 코 중심에서 손가락 1개 너비 위, 머리에서 손가락 2개 아래, 앞을 향해 열림. 안쪽 쇄골과 후두 사이, 앞을 향해 열림.
일곱 번째 차크라	사하스라라 차크라, 왕관 차크라, 두정(頭頁) 중추 혹은 1,000잎의 연꽃.	1,000잎의 연꽃	머리의 맨 위 중심, 위로 향해 열림.

차크라와 관련되는 요소

차크라	기본 원리	감각 작용	색
첫 번째 차크라	존재하고자 하는 육체의 의지	후각	불 같은 붉은 색
두 번째 차크라	존재의 창조적 재생	미각	오렌지색
세 번째 차크라	존재의 형성	시각	노란색-금빛 노란색
네 번째 차크라	헌신, 자기포기	촉각	녹색, 분홍색, 금색
다섯 번째 차크라	존재의 울림	청각	옅은 청색
여섯 번째 차크라	존재의 지식	초감각적 인식을 포함한 모든 감각	남색, 노랑, 보라
일곱 번째 차크라	순수한 존재		보라, 흰색, 금색

차크라와 관련되는 요소

차크라	점성학상의 별자리와 행성	관련되는 보석	원소
첫 번째 차크라	양자리/화성, 황소자리, 전갈자리/명왕성 염소자리/토성 (아유르베다 가르침 : 태양)	마노, 혈석, 가닛, 붉은 산호, 루비	흙
두 번째 차크라	게자리/달, 천칭자리/금성, 전갈자리/명왕성	홍옥수, 월장석	물
세 번째 차크라	사자자리/태양, 궁수자리/목성, 처녀자리/수성, 화성	호안석, 호박 노란 토파즈, 황수정	불
네 번째 차크라	사자자리/태양, 천칭자리/금성, 토성	쿤차이트, 에메랄드, 녹색 옥, 장미석영, 분홍색 전기석	공기
다섯 번째 차크라	쌍둥이자리/수성, 화성, 황소자리/금성, 물병자리/천왕성	남옥, 터키석, 옥수	에테르 (아카샤)
여섯 번째 차크라	수성, 궁수자리/목성, 물병자리/천왕성, 물고기자리/해왕성	청금석, 남색 사파이어, 소달라이트	
일곱 번째 차크라	염소자리/토성, 물고기자리/해왕성	자수정, 수정	

차크라와 관련되는 요소

차크라	관련되는 몸의 부위	관련되는 분비기관	원소
첫 번째 차크라	단단한 모든 것, 척추, 뼈, 이빨, 손발톱, 다리, 항문, 장, 전립선, 피, 세포 증식	부신 피질	아드레날린, 노르아드레날린
두 번째 차크라	골반 지역, 생식 기관, 신장, 방광, 피, 림프액, 소화 분비액 같은 모든 액체	생식선, 난소, 전립선, 고환	에스트로겐, 테스토스테론
세 번째 차크라	아래 허리, 복부 공동, 소화관, 위, 간, 비장, 쓸개, 자율 신경계	췌장(간)	인슐린(쓸개)
네 번째 차크라	허리 위, 심장, 흉곽과 가슴 공동, 허파 하부, 피, 순환 체계, 피부, 손	흉선	흉선 호르몬 (아직까지는 과학적으로 미해결)
다섯 번째 차크라	폐, 기관지, 식도, 성대목구멍, 목덜미, 턱, 뺨이나 목의 늘어진 살	갑상선, 부갑상선	티록신
여섯 번째 차크라	소뇌, 귀, 코 공동, 눈, 신경 체계의 부분, 얼굴	뇌하수체	바소프레신 (뇌의 항이뇨 호르몬)
일곱 번째 차크라	대뇌, 두개	송과선	세라토닌(엔타라민)

차크라와 관련되는 요소

차크라	음악 형태	모음	음
첫 번째 차크라	강하게 리드미컬, (스톰프 박자)	'오(oh)'	도
두 번째 차크라	유려한 음악 (포크 댄스, 댄스 음악)	짧은 '오(o)'	레
세 번째 차크라	격렬한 리듬, 오케스트라 작품	긴 '오(o)'	미
네 번째 차크라	고전 음악, 뉴에이지 음악, 성례 음악	'아(ah)'	파
다섯 번째 차크라	상음 음악과 노래, 성례 춤과 명상 춤, 뉴에이지 음악, 메아리 소리	'에(eh)'	솔
여섯 번째 차크라	동·서양 고전 음악, 우주 영역들의 소리	'이(ee)'	라
일곱 번째 차크라	침묵	'음(m)'	시

차크라와 관련되는 요소

차크라	만트라	자연 경험	관련 아로마
첫 번째 차크라	람(LAM)	먼동, 일몰, 신선한 흙	삼목, 정향
두 번째 차크라	밤(VAM)	달빛, 맑은 물	일랑일랑 오일, 전단나무
세 번째 차크라	람(RAM)	햇빛, 한창 때의 평지 밭, 익은 밀밭, 해바라기	라벤더, 로즈메리, 베르가모트
네 번째 차크라	얌(YAM)	인적이 닿지 않은 자연, 꽃, 분홍빛 하늘	장미 오일
다섯 번째 차크라	함(HAM)	푸른 하늘, 물에 어린 하늘의 영상, 부드러운 파도	세이지, 유칼립투스
여섯 번째 차크라	크샴(KSHAM)	밤하늘	박하, 재스민
일곱 번째 차크라	옴(OM)	산꼭대기	올리바눔, 연꽃

차크라와 관련되는 요소

차크라	주제/교훈	여성 차크라의 회전방향	남성 차크라의 회전방향
첫 번째 차크라	최초의 활력 에너지, 최초의 신뢰, 흙과 물질 세계에 관련, 안정성, 성공할 수 있는 힘	왼쪽	오른쪽
두 번째 차크라	최초의 느낌, 생명으로 충만, 관능, 에로티시즘, 창조성, 경외와 정열	오른쪽	왼쪽
세 번째 차크라	인격의 전개, 느끼고 체험하게 함, 존재의 형성, 영향력과 힘, 강인함과 풍부함, 지혜, 경험으로부터의 성장	왼쪽	오른쪽
네 번째 차크라	가슴, 사랑, 자비, 공유, 진심 어린 감정 이입, 비이기심, 헌신, 치유의 특질들을 전개	오른쪽	왼쪽
다섯 번째 차크라	커뮤니케이션, 창조적인 자기표현, 개방성, 팽창성, 독립성, 영감, 미묘한 존재들에 접근	왼쪽	오른쪽
여섯 번째 차크라	인지 작용, 직관, 내적 감각의 발달, 정신적인 힘, 의지를 투사함, 현현	오른쪽	왼쪽
일곱 번째 차크라	완성, 내적인 묵상을 통한 최고의 인지, 우주적인 존재와의 결합, 우주적 의식	왼쪽	오른쪽

차크라와 관련되는 요소

차크라	요가 형태	긍정적인 힘	수면 양상
첫 번째 차크라	하타 요가, 쿤달리니 요가	안정, 기반	엎드려 잠, 10-12시간
두 번째 차크라	박티 요가	정화, 어떤 것들을 흐르게 함	태아 자세, 8-10시간
세 번째 차크라	탄트라 요가	변형, 형성, 정화	누워 잠, 7-8시간
네 번째 차크라	카르마 요가	개방, 연결	왼쪽으로 누워 잠, 5-6시간
다섯 번째 차크라	만트라 요가	소통, 전송	오른쪽과 왼쪽으로 번갈아 누워 잠, 4-5시간
여섯 번째 차크라	갸나 요가, 얀트라 요가	인지	반은 깨어 있는 깊은 수면, 약 4시간
일곱 번째 차크라		초월	반 깨어 있는 수면만 있음

집필을 마치며 드리는 감사의 말

이 책을 쓰면서, 우리는 차크라에 관한 광대한 지식 중 극히 일부분만을 사용하였다. 그리고 이따금씩 차크라를 설명하는 부분에 있어 산스크리트 용어 사용에 다소 혼란이 있었음을 지적하고 싶다. 이것은 우리가 설명한 많은 관점들이 우리와 친숙한 단어로 설명되는 것이 더 좋다고 믿었기 때문이다.

삽화를 그려 준 친한 친구이자 명상 선생님이자 그래픽 아티스트인 클라우스 피터 휴쉬(Klaus-Peter Husch)에게 감사를 드리고 싶다. 그는 많은 인내와 지식을 가지고 창조적으로 이 작업을 하였으며, 우리가 원하는 바를 그림으로 정확하게 나타내고자 많은 준비와 노력을 하였다. 동시에, 우리는 이 책을 출판하기 위하여 노고를 아끼지 않은 출판에 관여한 여러분들에게도 감사를 드리고 싶다.

차크라에 대해 우리가 알고 있는 지식의 대부분은 인도 고대 전통에서 나온 것들이다. 그러므로 한사람의 지식만으로는 차크라에 관한 책을 쓸 수가 없다. 이런 연유로 우리는 언젠가는 차크라에 관한 실천 가능한 지식을 완벽하게 담은 책이 출판되기를 원하였기에, 여러 곳에서 많은 상이한 지식들을 끌어 내었다.

우리는 여러 해 동안 이 책을 쓰는 과정에서 글로써 혹은 말로써 우리에게 지식을 전해 준 분들과 다양한 방법에 대한 가르침을 제공해 준 분들께 감사를 전한다. 동시에 우리는 이 책에 포함시키기 위해 실시한 차크라에 관한 새로운 방법의 테스트에 도움을 준 분들께도 감사를 올린다.

마지막으로 차크라에 대한 지식을 모아 주고, 다음 세대를 위해 이를 보존해 준 선생님들과 마스터들에게 감사를 전한다. 이 책을 이분들에게 바친다. 이 책은 차크라에 대한 실질적인 근원을 제공할 것이며, 많은 사람들은 이 책을 통하여 그들의 삶의 여정에서 도움을 얻을 수 있을 것이다.

차크라에 관한 오디오와 CD

매리언 울, 어킴과 번드 바우어, 『가슴 차크라를 위한 음악』,
CD 30분. 가슴 차크라를 위하여 특별하게 작곡됨.
Lotus Light, Wilmot, 1991.

매리언 울, 어킴과 번드 바우어, 『뿌리 차크라를 위한 음악』,
CD 30분. 뿌리 차크라를 위하여 특별히 작곡됨.
Lotus Light, Wilmot, 1991.

매리언 울, 어킴과 번드 바우어, 『태양 신경총 차크라를 위한 음악』, CD 30분. 태양신경총을 위해 특별히 작곡됨.
Lotus Light, Wilmot, 1991.

베진스키, 보도 J./샤라먼, 샤릴라, 머린스 매직. 『차크라 명상, 에너지 센터로의 여행』. 오디오테이프 약 50분 동안 명상에 대한 지침, 그리고 50분 동안 음악.
Lotus Light, Wilmot, 1991.

차크라에 관한 서적 목록

맨델, 피터, 『에너지 방사 분석』, LifeRhythm, Mendocino, U.S.A.

베진스키, 보도 J. 샤라먼, 샤릴라, 『레이키-우주의 생명 에너지』, LifeRhythm, Mendocino, U.S.A., 1988.

울, 매리언, 『차크라 에너지 마사지』, Lotus light Publications, Wilmot, U.S.A.

쥬네만, 모니카, 『황홀한 향기』, Lotus light Publications, Wilmot, U.S.A., 1989.

코스토, 한스, 『우주의 옥타브』, LifeRhythm, Mendocino, U.S.A., 1988.

클린저-라츠, 우르슬라, 『보석의 비밀』, Lotus Light Publications, Wilmot, U.S.A.

피에라코스, 존 박사, 『활력의 핵심』, LifeRhythm, Mendocino, U.S.A.

슈리 크리슈나다스 아쉬람의 책들

그대는 누구인가 깨달음으로 가는 길 1
슈리 푼자 지음 | 김병채 옮김

무엇이 깨달음인가 깨달음으로 가는 길 2
슈리 푼자 지음 | 김병채 옮김

지금 여기의 신 크리슈나 깨달음으로 가는 길 3
오쇼 라즈니쉬 지음 | 김병채 옮김

노래하고 춤추는 신 크리슈나 깨달음으로 가는 길 4
오쇼 라즈니쉬 지음 | 김병채 옮김

그대 자신을 알라 깨달음으로 가는 길 5
라마나 마하리쉬 지음 | 나타라잔 편집 | 김병채 옮김

그저 고요하라 깨달음으로 가는 길 6
슈리 푼자 지음 | 김병채 옮김

사랑이 오면 사랑을 하라 깨달음으로 가는 길 7
슈리 푼자 지음 | 강경옥 옮김

바가바드 기타 깨달음으로 가는 길 8
알라디 마하데바 샤스트리 영역 | 김병채 옮김

파다말라이 깨달음으로 가는 길 9
무루가나르 지음 | 데이비드 가드먼 영역 | 김병채 옮김

천상의 노래 영혼의 소리 1
라마나 마하리쉬 지음 | 김병채 옮김

아루나찰라 쉬바 영혼의 소리 2
라마나 마하리쉬 지음 | 김병채 옮김

라마나의 아루나찰라 영혼의 소리 3
바가반의 헌신자들 지음 | 김병채 옮김

슈리 라마나 기타 영혼의 소리 4
라마나 마하리쉬 지음 | 가나파티 편집 | 김병채 옮김

불멸의 의식 영혼의 소리 5
라마나 마하리쉬 지음 | 맥 마틴 편집 | 김병채 옮김

타로의 지혜 지혜로 가는 길 1
조앤나 워터스 지음 | 이선화 옮김

아유르베다와 마음 지혜로 가는 길 2
데이비드 프롤리 지음 | 정미숙 옮김

컬러 에너지 지혜로 가는 길 3
잉거 네스 지음 | 김정숙 옮김

요가와 아유르베다 지혜로 가는 길 4
데이비드 프롤리 지음 | 김병채 옮김

선의 영혼이 깃든 타로 지혜로 가는 길 5
오쇼 지음 | 김은미 옮김

자연의학 아유르베다 지혜로 가는 길 6
데이비드 프롤리 · 수바슈 라다네 지음 | 황지현 옮김

영혼의 자유 에니어그램
엘리 잭슨 베어 지음 | 이순자 옮김

명상
묵타난다 지음 | 김병채 옮김

당신은 어디로 가고 있는가?
묵타난다 지음 | 김병채 옮김

공으로 춤추는 사랑
슈리 푼자 지음 | 김병채 옮김

그대는 신이다
슈리 푼자 지음 | 김병채 옮김

베다 입문
데이비드 프롤리 지음 | 김병채 옮김

차크라 힐링 핸드북

초판 1쇄 발행 2008년 7월 30일
초판 4쇄 발행 2024년 7월 5일

지은이 샤릴라 샤라먼, 보도 J. 베진스키
옮긴이 최여원
펴낸이 황정선
펴낸곳 슈리 크리슈나다스 아쉬람
출판등록 2003년 7월 7일 제62호
주소 경남 창원시 의창구 북면 신리길 35번길 12-12
대표전화 (055) 299-1399
팩시밀리 (055) 299-1373
전자우편 krishnadass@hanmail.net
카 페 cafe.daum.net/Krishnadas

ISBN 978-89-91596-19-1   03270

Printed in Korea

* 책값은 뒤표지에 있습니다
* 잘못 만들어진 책은 바꾸어 드립니다.